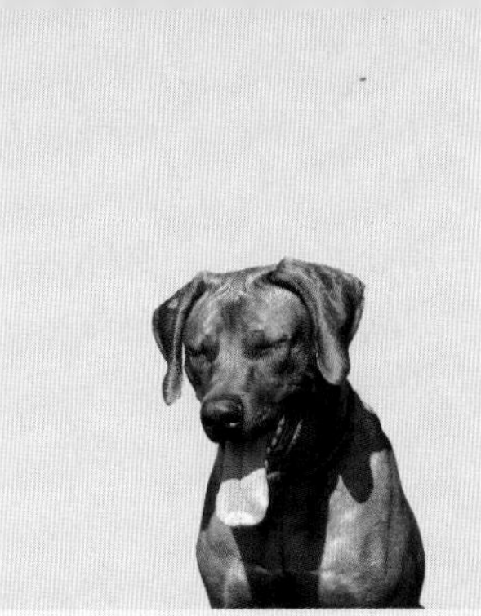

HUNDE HOMÖOPATHISCH SELBST BEHANDELN

Hunde homöopathisch selbst behandeln

VON ANGELA MÜNCHBERG

CADMOS HUNDEBÜCHER

Cadmos Verlag GmbH, Brunsbek

Umschlagfoto: Karl-Heinz Widmann
Lektorat: Dr. Gabriele Lehari
Gestaltung und Satz: Ravenstein + Partner, Verden
Druck: Proost, Turnhout

Printed in EC

ISBN 3-86127-728-X

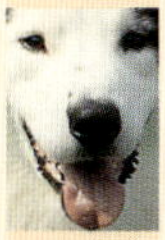
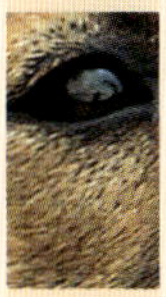
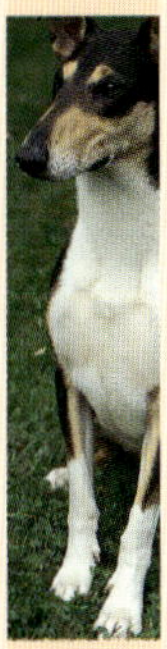
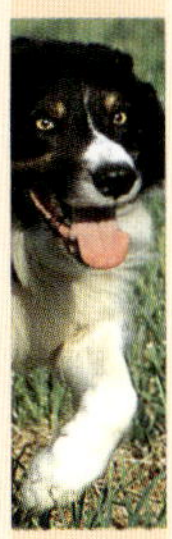

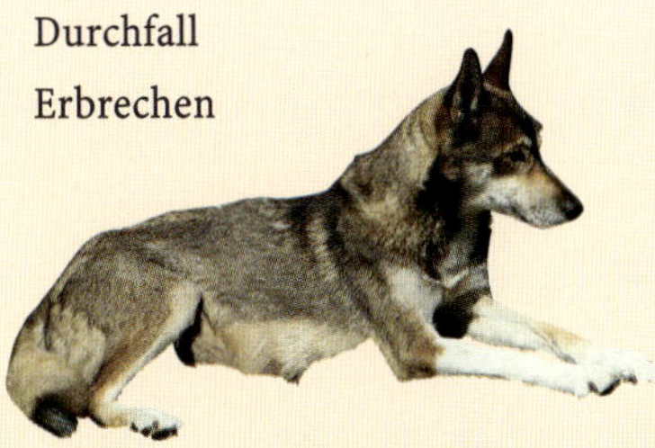

Einleitung

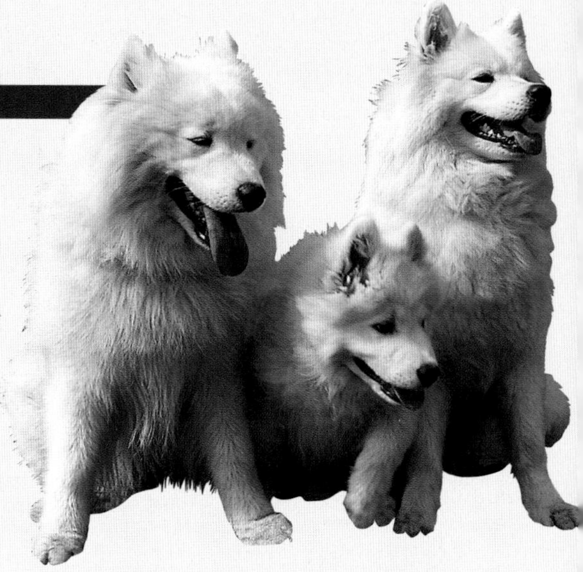

Eine möglichst artgerechte Haltung beugt vielen Erkrankungen vor. Foto: Lehari

Die Zivilisationskrankheiten auf unserer Erde nehmen immer mehr zu. Dies mag durchaus erschreckend sein, ist jedoch nicht verwunderlich. Wir Menschen sind für unser gesundheitliches Befinden selbst zuständig und verantwortlich. Unsere Tiere jedoch sind unserem Tun und Handeln ausgeliefert. Umso erfreulicher ist ein stetig steigendes Interesse an alternativen Heilverfahren. Das Sprichwort „Gegen jede Krankheit ist ein Kraut gewachsen“ stimmt auch in unserer heutigen Zeit noch. Wir sollten es uns nur öfter in Erinnerung rufen. Die Homöopathie gibt uns die Möglichkeit, nicht nur uns Menschen, sondern auch unseren Tieren eine sanfte und natürliche Behandlung zuteil werden zu lassen.

Doch egal für welche Therapie man sich entscheidet, die beste Medizin ist immer noch die Vorbeugung. Es ist schön, dass immer mehr Hundebesitzer ihre Tiere ursächlich und nicht nur symptomatisch behandelt wissen wollen. Die Ursache gilt es aber erst einmal zu finden und zu eliminieren. Wichtig ist es dabei, sich einen Moment Zeit zu nehmen und über den Begriff der „artgerechten Haltung“ nachzudenken. Was bedeutet dies im Einzelnen? Artgerechte Haltung bedeutet, den Bedürfnissen unserer Hunde zu entsprechen. Es ist nicht artgerecht, ein Rudeltier aus der Familie auszugrenzen oder alleine in den Zwinger zu sperren. Es ist auch nicht artgerecht, diese intelligenten Wesen sich selbst zu überlassen. Hunde möchten gefordert werden, um seelisch nicht zu verkümmern. Dies gilt sowohl im körperlichen als auch im geistigen Sinne. Ausgedehnte Spaziergänge, Gehorsamsübungen und Spiele braucht der Hund, wollen wir ihm ein wirklich artgerechtes Leben bieten.

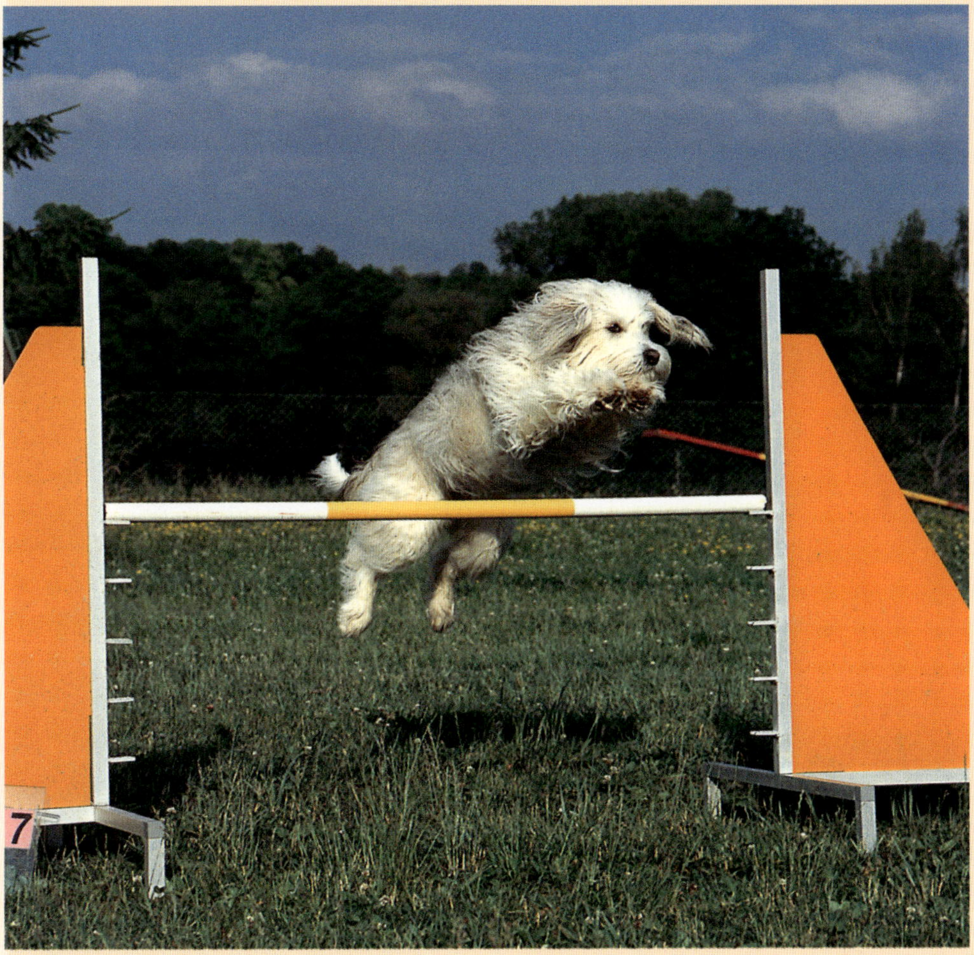

Sportliche Betätigungen fordern körperlich und geistig und bereichern das Leben eines Hundes. Foto: Lehari

Vergessen wir nicht, der Ahne eines jeden Hundes ist der Wolf und ihn können und sollten wir uns als Vorbild nehmen. Durch die Verhaltensforscher haben wir auf diesem Gebiet viele Erkenntnisse erlangt und ein Großteil davon wird in guten Hundeschulen bereits an uns weitergegeben. Nur bei der Ernährung schweift unser Blick von dem Vorfahren ab. Warum? Die Futtermittelindustrie macht es uns ja einfach. Ausgewogene und arbeitssparende Mahlzeiten werden uns dort angepriesen. Wer nicht zugreift, hat selbst Schuld. Nun ja, ganz so ist es nicht! Im Gegenteil, viele Erkrankungen werden nämlich genau daraus geboren.

Die immer weiter ansteigende Zahl von Hunden, die unter Hauterkrankungen, Krebsleiden, Nierensteinen und Ähnlichem leiden, sollte uns jedoch nicht resignieren lassen. Vielmehr sollte es uns zu der Überlegung führen, wie das passieren kann. Bevor es Fertigfutter gab, ernährten wir unsere Hunde mit rohem Fleisch und Gemüse, also artgerecht. Die heutigen Erkrankungen in diesem hohen Maße gab es zu der Zeit nicht. Müsste uns nicht diese Tatsache alleine schon aufzeigen, dass wir umdenken sollten?

Wenn wir unseren Hunden eine artgerechte Haltung in jeglichem Sinne bieten, dann verringern wir ihre Anfälligkeit für Krankheiten. Und sollte es doch einmal zu einer Erkrankung kommen, lässt sie sich in vielen Fällen mit Homöopathie behandeln.

Um Ihnen dabei behilflich zu sein, habe ich dieses Buch geschrieben. Es soll Ihnen als Ratgeber und Arbeitsbuch dienen.

Zur Handhabung des Buches

Für eine gute Übersichtlichkeit ist dieses Buch in drei Hauptkapitel unterteilt. Das erste beschäftigt sich mit den Grundlagen der Homöopathie, wobei die Wirkweise beschrieben und viele wichtige Begriffe erklärt werden.

Im zweiten Teil werden die organischen Erkrankungen mit entsprechenden Therapieempfehlungen angeführt. Dabei werden Sie eventuell die eine oder andere Krankheit vermissen. Das hat zweierlei Gründe. Zum einen ist es unmöglich, sämtliche Erkrankungen in so einem Ratgeber unterzubringen. Was Sie hier vorfinden, ist eine Auswahl recht häufig auftretender Erkrankungen. Zum anderen sind einige Krankheiten absichtlich nicht aufgeführt. Dabei handelt es sich nämlich um solche, bei denen eine Selbstbehandlung nicht angezeigt ist und unbedingt ein Fachmann zurate gezogen werden sollte.

Das dritte Kapitel befasst sich mit den Konstitutionstypen. Der Unterschied zum zweiten Teil des Buches besteht darin, dass man hier keine symptomatische Behandlung, sondern vielmehr eine ganzheitliche Therapie anstrebt. Ganzheitlich bedeutet in diesem Fall die Berücksichtigung eines Individuums mit all dem, was es ausmacht. Es ist speziell auf einen bestimmten Charakter bezogen, mit dem ihm eigenen Krankheitsbild, mit seinen Vorlieben und Abneigungen und vielem mehr. Auch hier wurde eine Auswahl getroffen. Es handelt sich dabei um die am häufigsten auffallenden Konstitutionstypen.

Wenn Sie sich erstmalig mit dem Thema der Homöopathie beschäftigen, so ist es durchaus empfehlenswert, zunächst an Ihrem Tier nach den Ausführungen, die im zweiten Kapitel beschrieben sind, zu arbeiten. So bekommen Sie ein Gefühl für die Reaktionslage Ihres Hundes und mehr Sicherheit im Umgang mit homöopathischen Arzneimitteln. Aber egal in welchem Bereich Sie homöopathisch tätig werden wollen, wenn Sie sich nicht sicher sind, fragen Sie lieber einen Fachmann. Es gibt durchaus einige Menschen, die glauben, sie hätten mit Homöopathie keine Heilung herbeirufen können. Vielfach liegt das jedoch nur an der Wahl des falschen Arzneimittels oder der falschen Potenz.

In diesem Sinne wünsche ich Ihnen viel Erfolg für Ihre Behandlungen.

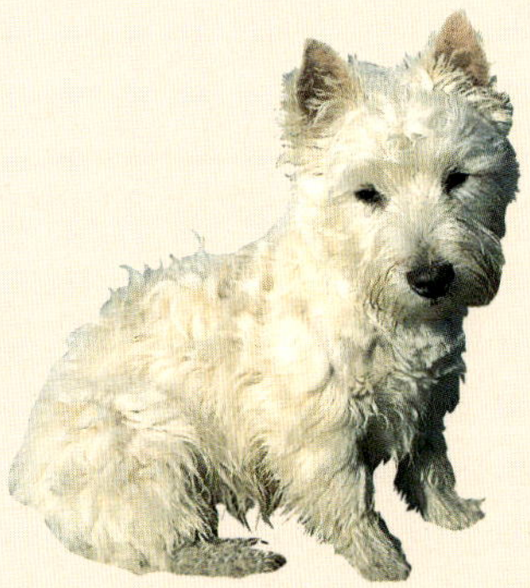

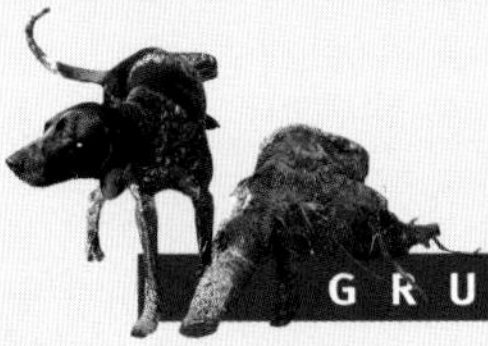

Grundlagen der Homöopathie

Viele Menschen finden den Weg zur Homöopathie durch Arzneien, die sich bei einer Erkrankung im Bekanntenkreis bewährt haben. So gelangen immer mehr Tierfreunde zu der Ansicht, dass die Homöopathie durchaus etwas Gutes für ihren Schützling sein könnte.

Die frühen schulmedizinischen Behandlungsmöglichkeiten sind mit den heutigen nicht mehr zu vergleichen. Aderlässe, Schröpfen, Arzneigaben von Quecksilber und Kupfer brachten vielen kranken Menschen eher den Tod als Heilung.

Samuel Hahnemann (* 10.4.1755, † 2.7.1843), Arzt, Apotheker, Chemiker und Pharmakologe, gilt als Begründer der Homöopathie. Im Laufe seines Lebens übersetzte er eine Menge an fremdsprachiger Literatur. Als er die Arzneilehre von Cullen aus dem Englischen übertrug, weckte diese seine Aufmerksamkeit. Dort las er, dass die Chinarinde imstande sei, das Wechselfieber zu kurieren. Der kritische Hahnemann wollte diesen vermeintlichen Irrtum überprüfen. So nahm er mehrere Male „einige Quentchen gute China“ ein. Als er exakt jene Symptome am eigenen Leib verspürte, die dem Wechselfieber ähnlich waren, staunte er nicht schlecht. Fasziniert von dieser Beobachtung entschloss er sich, weitere Arzneien an sich selbst zu prüfen. Jedes Mal verschwanden sehr bald und ohne Nebenwirkungen die durch die Arznei hervorgerufenen Symptome, sobald er das Mittel wieder absetzte. Hahnemann spürte, dass er hier etwas ganz Großem auf die Spur gekommen war. Allmählich bezog er auch die Familie, engere Freunde, Kollegen und Studenten in die Arzneiprüfung mit ein. Die ersten konkreten Erfahrungen aus diesen Prüfungen veröffentlichte er 1796 im Hufeland-Journal, einer damals viel gelesenen Ärztefachzeitschrift.

Das neue Heilsystem nannte er Homöopathie (griechisch *homoios* gleich, *pathos* Leiden, also „gleiches Leiden“). Vierzehn Jahre nach der ersten Veröffentlichung folgte die zweite, dieses Mal als Buch. In ihm gibt er seine Erfahrungen und Zubereitungsmethoden bekannt. Noch heute wird sein Organon der Heilkunst als Grundlagenwerk angesehen.

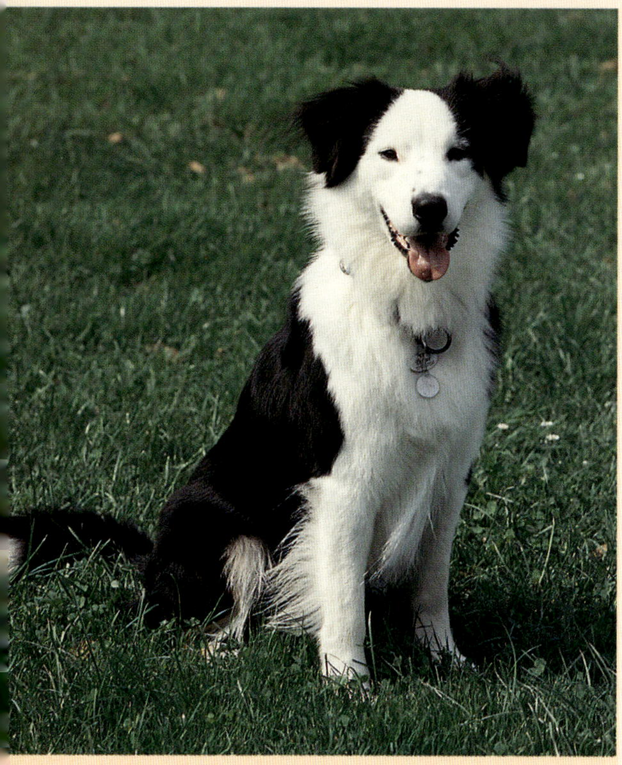

Bei gesunden Tieren sind die Lebensvorgänge in einem harmonischen Gleichgewicht. Foto: Lehari

Gesundheits- und Krankheitsbegriff

In jedem Lebewesen regiert die Lebenskraft uneingeschränkt. Sie hält innere und äußere Lebensvorgänge in einem harmonischen Gleichgewicht. Wird diese Harmonie gestört, so können akute oder sich langsam entwickelnde Krankheiten daraus entstehen. Dabei zeigt das erkrankte Tier eine ihm eigene Symptomatik.

Nun stellt sich die Frage, welcher Behandlung man den Vorzug geben möchte, wenn sich eine Erkrankung bereits zu erkennen gegeben hat: einer schulmedizinischen oder einer homöopathischen Therapie. Diese Entscheidung lässt sich schwerlich fällen, kennt man die Unterschiede nicht. Zunächst betreffen sie sehr deutlich die unterschiedliche Denkweise zur Auffindung des Arzneimittels. Der Schulmediziner sucht nach einer gesicherten Diagnose. Herangezogen werden dazu Symptome und Symptomenkomplexe (so genannte Syndrome) von Krankheitszeichen. Der Homöopath hingegen benutzt klinische Diagnosen nur zur Eingrenzung des notwendigen Therapieverfahrens. Für die Arzneimittelwahl haben sie hingegen keine Bedeutung. Viel mehr wird der Patient als Ganzes betrachtet. Die Gesamtheit aller Symptome, sowohl körperlicher als auch geistiger Natur, werden herangezogen und es wird besonders nach auslösenden Ursachen gesucht.

Der Schulmediziner versucht durch seine Arzneimittelgabe die Symptome zu unterdrücken und somit vordergründig zu beseitigen. Selten wird dabei Rücksicht auf die individuelle Situation des Patienten genommen. Das Ziel eines Homöopathen hingegen ist es, den Körper des Kranken zur Heilung zu bringen. Um ein optimales Ergebnis zu erlangen, werden deshalb nicht nur die Arznei, sondern auch die Dosis und die Zeit der Verabreichung individuell an den Patienten angepasst. Somit gibt es praktisch keine Nebenwirkungen oder gar Therapieschäden.

Simile-Gesetz

„Similia similibus curentur" lautet das Grundprinzip der Homöopathie: „Ähnliches möge durch Ähnliches behandelt werden."

Nach diesem Ähnlichkeitsprinzip muss zur Heilung eines Kranken das Mittel gefunden werden, das am Gesunden die ähnlichsten Beschwerden hervorruft. Das Verstehen des Simile-Gesetzes bereitet einem Laien häufig Schwierigkeiten. Aber genau dieses Ähnlichkeitsprinzip entscheidet darüber, ob eine homöopathische Therapie wirkt oder versagt. Zum besseren Verständnis des Simile-Gesetzes sei an dieser Stelle ein Beispiel angeführt:

Wer eine Küchenzwiebel klein schneidet, merkt bald, wie die Augen brennen und zu tränen beginnen und die Nase trieft. Eine vermehrte Flüssigkeitsabsonderung der Schleimhäute ist schuld daran. Nun denken Sie mal an Ihren letzten Schnupfen, traten da nicht die gleichen Symptome auf? Hier wäre also bei einem akuten Schnupfen das Mittel Ihrer Wahl die potenzierte Form der Küchenzwiebel *(Allium cepa)*. Ähnliches mit Ähnlichem behandeln!

Arzneimittelprüfung

Um die Wirkung eines Arzneimittels an gesunden Lebewesen festzustellen, werden so genannte Arzneimittelprüfungen durchgeführt. Dazu wird gesunden Menschen die zu testende Substanz verabreicht. Dann werden alle auftretenden Beschwerden erfasst. Nicht nur körperliche, sondern auch emotionale und geistige Symptome gehören dazu. Heilungen von Kranken bestätigen schließlich das Symptomenbild homöopathischer Arzneien. Die auf diese Weise gesammelten Erkenntnisse über die Wirkung einer Arznei fließen dann zu dem so genannten Arzneimittelbild zusammen.

Geprüft werden sowohl pflanzliche (zum Beispiel Ringelblume/*Calendula*), tierische (zum Beispiel Honigbiene/*Apis mellifica*), mineralische (zum Beispiel Sulfur/Schwefel) als auch synthetische Substanzen.

Homöopathische Mittel wirken bei Tieren auf dieselbe Weise wie bei Menschen. Deshalb ist eine zusätzliche Prüfung im Tierversuch nicht nötig.

Potenzierung und Potenzwahl

Hahnemann entdeckte, dass einerseits durch Verdünnung und zwischenzeitliche Verschüttelung beziehungsweise Verreibung eine schädliche Wirkung vermeidbar ist, andererseits die Wirksamkeit bei der Heilung nach dem Simile-Gesetz verstärkt werden kann. Diese Verstärkung wird Potenzierung oder Dynamisierung genannt.

Die Potenzierung erfolgt nach festgelegten Regeln:

Dezimal-Potenz

Zu einem Teil Arzneistoff gibt man neun Teile des Trägerstoffs (D1). Von dieser Mischung wird ein Teil entnommen, in ein neues Gläschen gegeben und bei geschlossenem Behälter zehnmal mit kräftigen, abwärts gerichteten Schüttelschlägen gegen eine feste, jedoch federnde Unterlage geführt (D2). Davon wird wieder ein Teil entnommen, es folgen erneut zehn Schüttelschläge (D3) usw.

D3, D12 oder auch zum Beispiel C6 zählen zu den Niederpotenzen. Tiefe Potenzen wirken eher auf der körperlichen Ebene. Sie können beispielsweise auf krankhaft verändertes Hautgewebe einwirken, bei Durchfall Abhilfe schaffen oder gar Eitergeschwüre zum Reifen und Abheilen bringen.

Centesimal-Potenz

Zu einem Teil Arzneistoff gibt man 99 Teile des Trägerstoffs (C1). Das Verfahren der Dynamisierung gleicht dem der Dezimalpotenzierung. C30 oder beispielsweise LM6 zählen zu den Hochpotenzen. Sie wirken auf das Gemüt, auf der Ebene der Seele, des Geistes und des Körpers. Hier findet der Ausdruck des „Konstitutionsmittels“ seinen Platz. Bei der Wahl dieser Potenz müssen nicht nur die körperlichen Symptome, sondern auch das Gemüt und der Charakter mit der Arznei übereinstimmen. Eine gute Kenntnis der einzelnen Mittel ist hier von Bedeutung.

Quinquagiesmillesima-Potenzen

So genannte LM-Potenzen (diese Bezeichnung hat sich von früher eingebürgert: römische Ziffern L = 50, M = 1.000) – oder richtiger Q-Potenzen – werden nach einer C3-Potenz auf 1:50.000 verdünnt und anschließend in 1:50.000 weiter potenziert. Hahnemann entwickelte die LM-Potenzen in seinen letzten Lebensjahren und wendete sie erfolgreich an.

LM-Potenzen können unterschiedliche Ebenen ansprechen. Sie können bei akuten, weniger akuten (subakuten) und chronischen Erkrankungen angezeigt sein und wirken im seelischen, mentalen und körperlichen Bereich. Die Dosierung von LM-Potenzen braucht etwas Übung, denn sie ist eine Kunst und sollte aus diesem Grund doch eher den Fachleuten vorbehalten bleiben.

Hinweis

Als Trägersubstanz nutzt man ein Alkohol-Wasser-Gemisch oder Milchzucker. Der Buchstabe gibt an, wie stark verdünnt wurde – zum Beispiel D = Dezimal (10) = 1 + 9, C = Centesimal (100) = 1 + 99 –, und die Zahl dahinter, wie oft man dies getan hat.

Hinweis

Mit der Dauer der Erkrankung und der psychischen Belastung steigt die Höhe der benötigten Potenz.

Dosierung

Homöopathische Arzneien sind in unterschiedlicher Darreichungsform in jeder Apotheke erhältlich. Als Lösung (zum Beispiel Tropfen), Tabletten, Streukügelchen (Globuli), Verreibung (zum Beispiel Pulver), Salben oder auch in Form von Ampullen (für Injektionen).

Unter einer Dosis versteht man:

- 1 Tablette oder
- 5 Globuli oder
- 5 Tropfen

Homöopathische Arzneimittel gibt es als Tabletten, Globuli oder Tropfen. Foto: Widmann

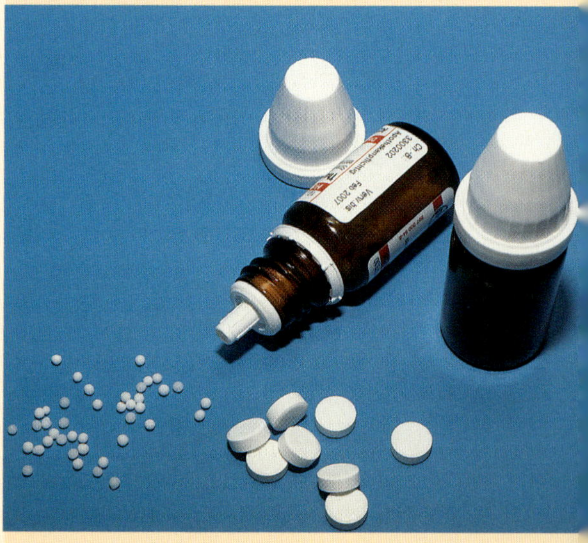

Die Dosierung richtet sich nach der Größe und Sensibilität des Hundes:

- Zwergrassen oder Welpen:
  1–2 Tropfen oder Globuli oder 1/2 Tablette
- Hunde mittlerer Größe:
  2–3 Tropfen oder Globuli oder 1 Tablette
- Hunde großer Rassen:
  4–5 Tropfen oder Globuli oder 1–2 Tabletten

Die Arzneigabe erfolgt:

- bei akuten Krankheiten, je nach Krankheitsverlauf, halbstündlich, stündlich bis zweistündlich
- bei chronischen Krankheiten einmal bis zweimal täglich

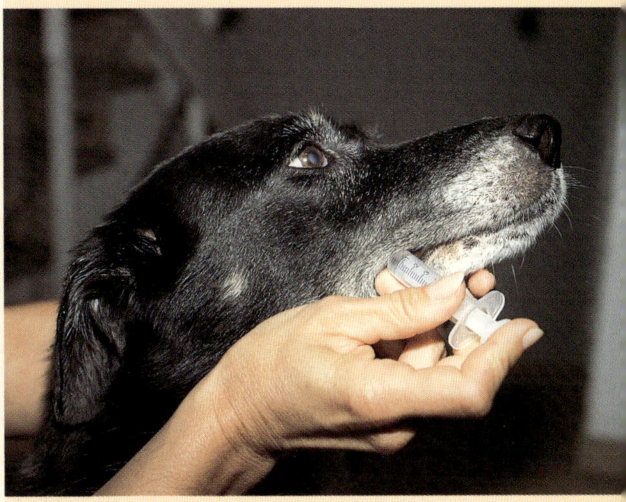

Tropfen werden am besten mit einer Spritze zwischen Lefzen und Zähne gegeben. Foto: Lehari

VERABREICHUNG

Tropfen lassen sich entweder direkt aus dem Fläschchen oder mit einem Plastiklöffel in das Maul verabreichen. Am besten gibt man sie zwischen Lefzen und Zähne, denn sie werden über die Schleimhäute aufgenommen. Da Tropflösungen stark mit Alkohol versetzt sind, sollten Sie sie mit ein paar Tropfen Wasser verdünnen. Das mildert den intensiven Geschmack. Bei Problemen hat es sich bewährt, die Tropfen in einer 2-ml-Spritze (natürlich ohne Kanüle) aufzuziehen und direkt zwischen Lefzen und Zähne zu geben.

Tabletten sind manchmal nicht so gut zu verabreichen. Am besten zerpulvern Sie sie mit einem Plastiklöffel und tauchen einen angefeuchteten Finger in das Pulver. So können Sie dem Hund die Medizin auf die Zunge streichen. Das Pulver löst sich schnell auf und kann so nicht wieder ausgespuckt werden. Globuli kann man einfach in das Maul geben, am besten ebenfalls in die Lefzentasche. Dort lösen sie sich auf. Globuli werden von Hunden in der Regel sehr gut angenommen.

Tabletten kann man direkt in das Maul eingeben oder zerpulvern und auf die Zunge streichen. Foto: Widmann

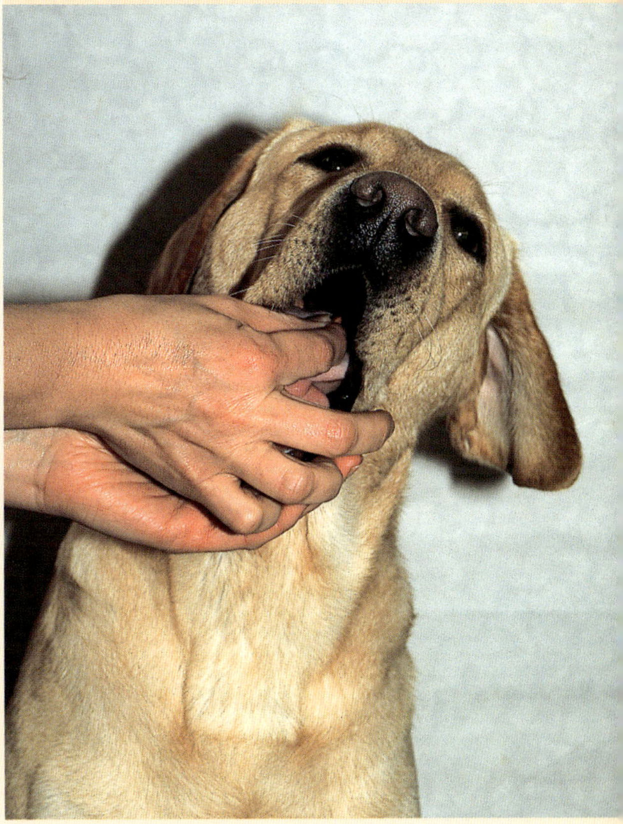

Dauer der Therapie

Man verabreicht eine Arznei, solange die krankhaften Beschwerden vorherrschen. Mit zunehmender Besserung verringert man Dosis und Häufigkeit der Gabe (Ausschleichen). Auf keinen Fall gibt man die Arznei „vorsichtshalber" weiter. Nach Gabe homöopathischer Arzneien kann es zu einer Erstverschlimmerung kommen. Diese Erstreaktion kann wenige Stunden, seltener ein bis zwei Tage andauern. Sie bedeutet eine Verschlimmerung der Krankheit des Hundes als Folge einer übersteigerten Reaktion auf eine Arznei. Eine solche Reaktion zeigt die Richtigkeit der Mittelwahl. Dies kann als erfreuliches Zeichen gesehen werden. Es zeigt aber auch eine unangemessene Potenzwahl gegenüber der Sensibilität des Hundes. Dr. Hahnemann wies darauf hin, wie die Heilung verlaufen sollte. Dr. Constantin Hering formulierte dies in dem Hering'schen Gesetz der Heilung:

• Von innen nach außen

Zum Beispiel tritt bei der Behandlung einer Bronchitis im Therapieverlauf ein Ekzem auf, welches allmählich abheilt.

•Von oben nach unten

Zum Beispiel tritt bei der Behandlung und Abheilung einer Bindehautentzündung ein wiederholtes Ekzem an der Pfote auf und wird zum Abheilen gebracht.

•Von jetzt zu früher

Zum Beispiel verschwand eine vor langer Zeit mit Cortison und Antibiotika behandelte Hauterkrankung, dafür tauchte aber eine Ohrentzündung auf, welche die gleiche Behandlung erfuhr. Nun soll eine Konstitutionsbehandlung durchgeführt werden. Die zuvor unterdrückend behandelten Erkrankungen können im Heilungsprozess chronologisch rücklaufend wieder auftreten und endgültig ausgeheilt werden.

Hinweis

Wichtiger als die Wahl der Potenz ist die richtige Auswahl des homöopathischen Mittels nach dem Simile-Gesetz. Eine genaue Beobachtung der Symptomatik ist somit unerlässlich und führt uns zu der richtigen Arznei.

Komplexmittel

Komplexmittel enthalten mehrere homöopathische Arzneien in fester Kombination, oft in unterschiedlicher Potenz. Vertreter der klassischen Homöopathie lehnen die Behandlung mit diesen Mitteln ab. Es gibt jedoch weltweit etwa 2.000 homöopathische Arzneien, wobei es in einem solchen Ratgeber kaum möglich ist, sämtliche Facetten eines Krankheitsbildes aufzuführen, um dieser Vielzahl homöopathischer Mittel gerecht zu werden. Somit bilden Komplexmittel für Interessierte oft den Einstieg in die Homöopathie und erlauben dem Laien eine gute Übersicht und schnelle Hilfe. In der Praxis haben sich diese Arzneien durchaus bewährt und finden auch hier Berücksichtigung.

Es kann vorkommen, dass bei der Abheilung einer Erkrankung im Kopfbereich ein Ekzem an der Pfote auftritt. Foto: Lehari

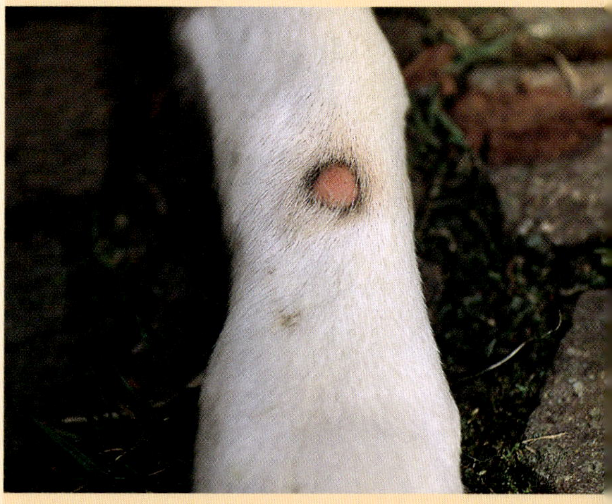

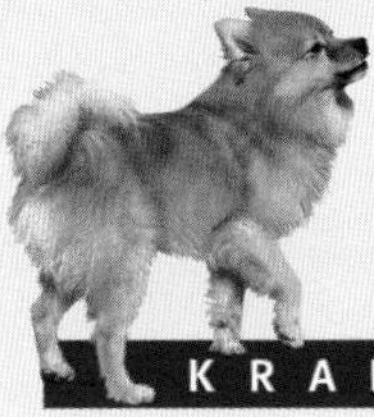

Krankheiten selbst behandeln

Krankheiten des Kopfes

Bindehautentzündung

Bindehautentzündungen können durch Zugluft, Staub, Schmutz oder allgemeine Erkältungen ausgelöst werden. Unbehandelte, tränende Augen können eine chronische Bindehautentzündung nach sich ziehen. Die Bindehäute sind gerötet und geschwollen, manchmal mit gelblich eitrigem Ausfluss, der reichliche Tränenfluss kann scharf und wund machend sein.

Bindehautentzündungen gehen meistens mit einem reichlichen Tränenfluss einher. Foto: Lehari

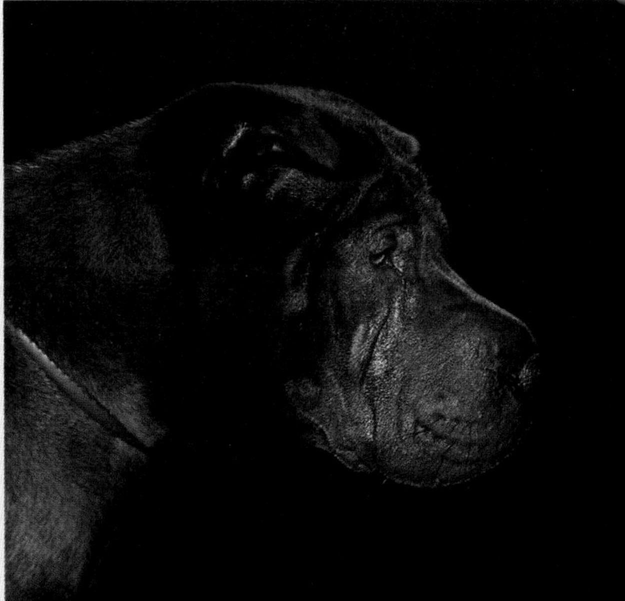

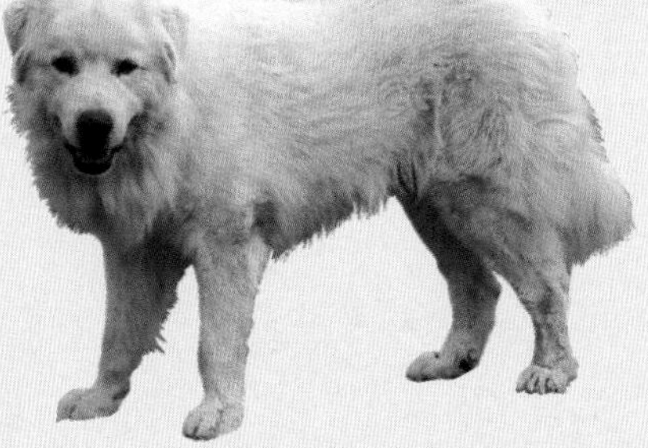

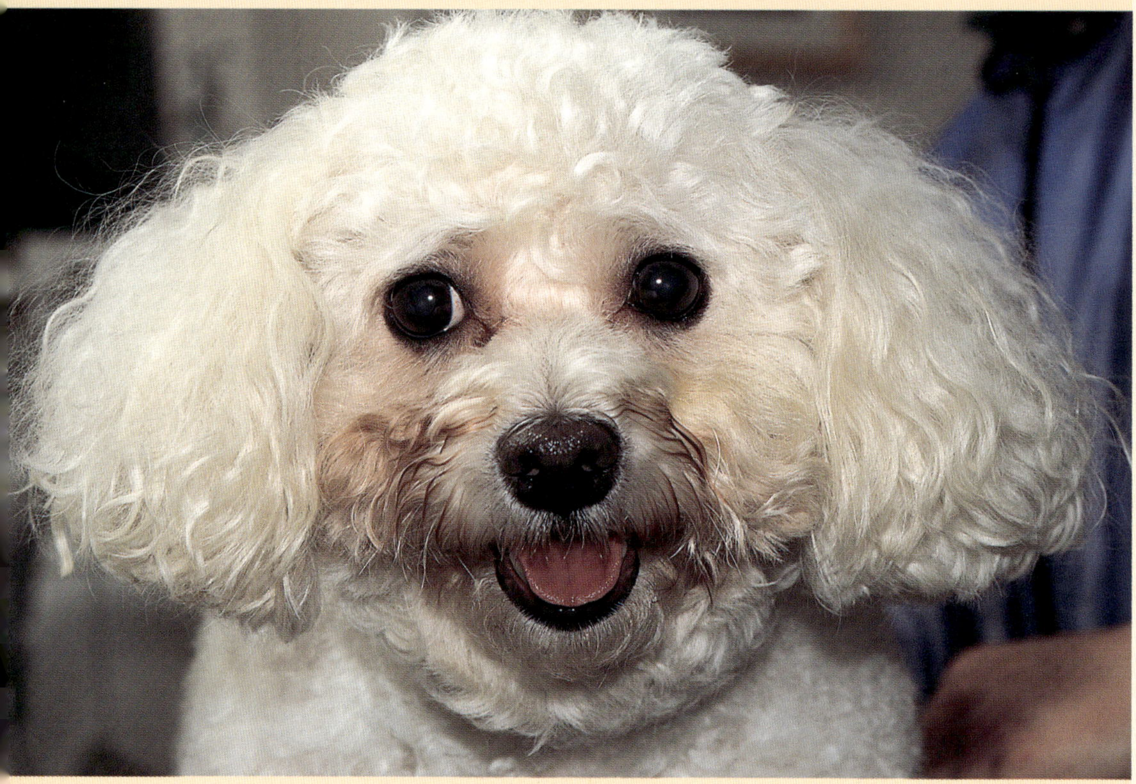

Bei weißen Hunden ist die rötlich braune Verfärbung der Haare ein Anzeichen für vermehrten Tränenfluss.
Foto: Widmann

Bindehautentzündung: Ursachen/Symptome	**Arzneimittel**
Akute Bindehautentzündung durch Zugluft oder trockene Kälte; hart geschwollen, meist Pupillen weit geöffnet	Aconitum D4
Akute Bindehautentzündung; gerötet, Schmerz, Schwellung, Juckreiz, ähnlich einem Bienenstich	Apis D6
Durch kalten Wind; scharfer, brennender Tränenfluss, Brennen und Jucken, Lichtempfindlichkeit, eingedickte Augenbutter in den Augenwinkeln	Euphrasia D4
Zugluft und Wind; ohne Rötung; vermehrter Tränenfluss, mehr oder weniger eitriger, milder Ausfluss; gegen Ende einer Bindehautentzündung	Pulsatilla D6
Im Sommer auftretende, duch Viren hervorgerufene Augenentzündung; schleimige Absonderung am Morgen, Trockenheit am Abend	Sepia D4

Sollten die Beschwerden nach spätestens drei Tagen nicht abgeklungen sein, suchen Sie bitte einen Therapeuten auf.

Hagelkorn

Das Hagelkorn (Gerstenkorn) ist durch Knötchen auf dem Lidrand gekennzeichnet. Die Augen tränen, sind gerötet oder gereizt. Unbehandelt kann es zu Hornhautverletzungen oder im schlimmsten Fall gar zu Erblindung führen.

Hagelkorn: Ursachen/Symptome	**Arzneimittel**
Verstopfte Talgdrüse; Lidekzem mit Rissen; Lichtscheu, getrockneter Schleim in den Augenwimpern, verklebte Augen am Morgen	Graphites D6
Rote, entzündete Lidwinkel; Gerstenkörner nahe dem Lidwinkel; Haut um die Augen auffallend gelb	Lycopodium D6
Wenig oder nicht schmerzend, obwohl reichlich Tränenflüssigkeit; Brennen und Gefühl von großer Trockenheit	Staphisagria D6

Sollten sich die Knötchen trotz Ihrer Behandlung nach etwa vier Wochen nicht verändert haben, suchen Sie bitte einen Therapeuten auf.

Linsentrübung (grauer Star)

Linsentrübung, auch grauer Star genannt, ist als eine graue oder weißliche Trübung der Pupille erkennbar. Das Sehvermögen kann beeinträchtigt sein, eine Verlagerung des Orientierungssinnes auf den Geruchssinn erfolgt. Der Alters-

Bei dieser fast 13 Jahre alten Hündin ist schon deutlich eine Linsentrübung zu erkennen. Foto: Lehari

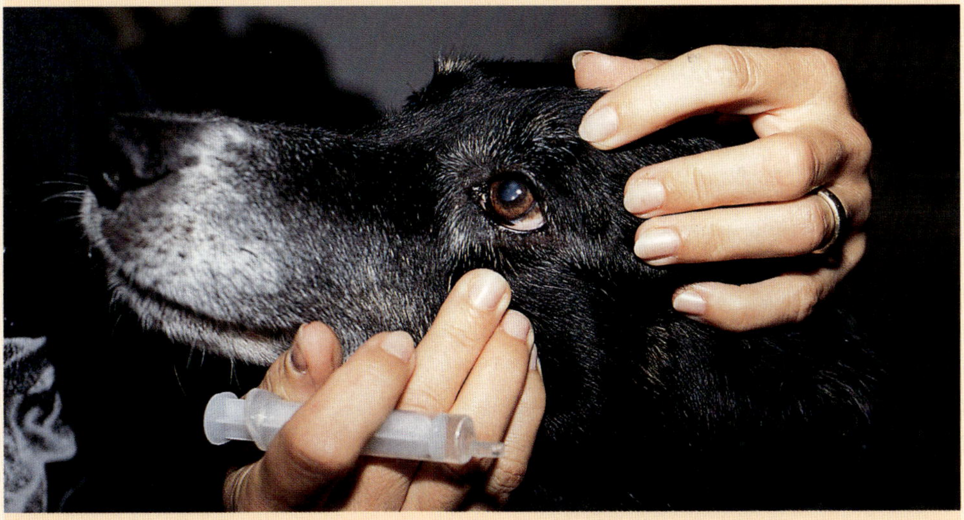

star tritt etwa ab dem achten Lebensjahr auf, meistens beidseitig. Als Ursache kommen Eiweißstoffwechselstörungen, Folgen von Augenkrankheiten, Hormonstörungen oder altersbedingte Einschränkung des Linsenstoffwechsels in Betracht.

Linsentrübung: Ursachen/Symptome	Arzneimittel
Nach Verletzungen	Conium D4
In Verbindung mit Niesen	Naphalium D6
Im Anfangsstadium	Natrium muriaticum D12
Bei alten Hunden	Phosphorus D12
Zur Langzeittherapie	Silicea D30

Eine Unterscheidung der homöopathischen Arzneien hängt noch von vielen anderen Faktoren und therapeutischen Maßnahmen ab. Sinnvoll ist daher eine Behandlung in Absprache mit Ihrem Tierheilpraktiker.

Ohrenentzündung

Ohrenentzündungen stellen sich recht deutlich durch vermehrtes Schütteln des Kopfes, Kratzen am Ohr, Rutschen mit dem Ohr am Boden sowie durch eine schiefe Haltung des Kopfes dar.

Eine äußerlich sichtbare Ursache muss nicht erkennbar sein. Der Hund kann deutlich überempfindlich bei der Berührung des Ohres reagieren. Ein flüssiger bis eitriger, stinkender Ausfluss sowie vermehrte Ohrenschmalzabsonderung könnten beobachtet werden. Die Entzündung kann sich bei Nichtbehandlung in das Innenohr verlagern, was für den Hund äußerst schmerzhaft ist.

Zunächst sollte die Ursache abgeklärt werden, da hier Parasiten wie Ohrmilben, Fremdkörper, Bakterien, Pilze oder sogar eine Stoffwechselerkrankung der Auslöser sein können.

Ohrenentzündung: Ursachen/Symptome	Arzneimittel
Chronischer Ohrenausfluss, der nach Heringlake riecht, äußerer Gehörgang und Ohrgrund entzündet	Graphites D6
Akute Entzündung; eitriger Ausfluss, stark schmerzempfindlich	Hepar sulfuris D4
Blutiger, eitriger und übel riechender Ausfluss; sehr schmerzhaft; erhebliche Schwellung des Gehörganges	Mercurius solubilis D12

Bestehen die Beschwerden nach etwa einer Woche Behandlung weiter, suchen Sie bitte Ihren Therapeuten auf.

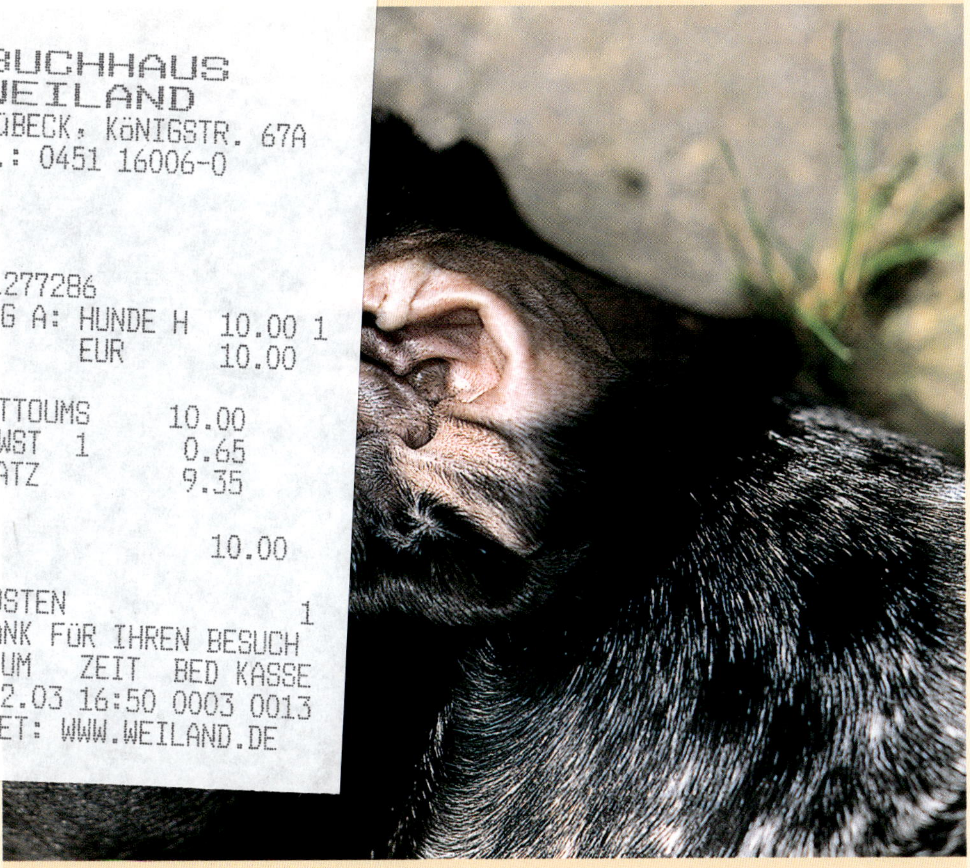

Nicht immer ist eine Ohrenentzündung von außen zu erkennen. Foto: Lehari

Ohrrandekzem

Ohrrandekzeme stellen sich meist als chronische Entzündungen der Ohrränder dar. Ein gehäuftes Vorkommen findet man bei Hunderassen mit Hängeohren. Die Wunden am Ohrrand verschorfen anfänglich, brechen jedoch durch weitere mechanische Reize immer wieder auf und bluten. So können Erreger wie Pilze und Bakterien eindringen und zu Entzündungen führen.

Reinigen Sie zunächst die betroffenen Stellen mit verdünnter Calendula-Tinktur (1:5) und reiben Sie sie anschließend dünn mit Hamamelis-Salbe ein. Achten Sie darauf, dass der Hund sich nicht ständig kratzt, den Kopf schüttelt oder am Boden entlangscheuert.

Ohrrandekzem: Ursachen/Symptome	**Arzneimittel**
Schuppen; leicht blutend mit weißlichen Ablagerungen	Silicea D12

Krankheiten der Atmungs- und Kreislauforgane

Nasenausfluss

Nasenausfluss kann unterschiedliche Ursachen haben wie zum Beispiel eine Infektion mit Bakterien, Viren oder Pilzen, Traumen, allergische Reaktionen, eine Geschwulst oder ein eingedrungener Fremdkörper.

Es empfiehlt sich in diesem Fall, einen Therapeuten aufzusuchen, um eine genaue Diagnose zu erhalten.

Sollten Sie blutige Beimengungen vorfinden, suchen Sie bitte sofort einen Therapeuten auf. Es kann sich um eine Verletzung oder sogar um ein Tumorgeschehen handeln. Ein Tumor kann auch Ursache für einseitigen Nasenausfluss sein.

Nasenausfluss: Ursachen/Symptome	**Arzneimittel**
Wässriger, wund machender Nasenausfluss mit Augentränen und Lichtscheu	Euphrasia D4
Entzündung in Verbindung mit allergischer Reaktion; klarer, schleimiger oder eitriger Ausfluss	Luffa operculata D6
Heftiger akuter oder chronischer Ausfluss; gelb, grünlich gelb, mild, dicklich	Pulsatilla D6

Hunderassen mit stark verkürzten Nasen leiden häufig unter Kurzatmigkeit. Foto: Lehari

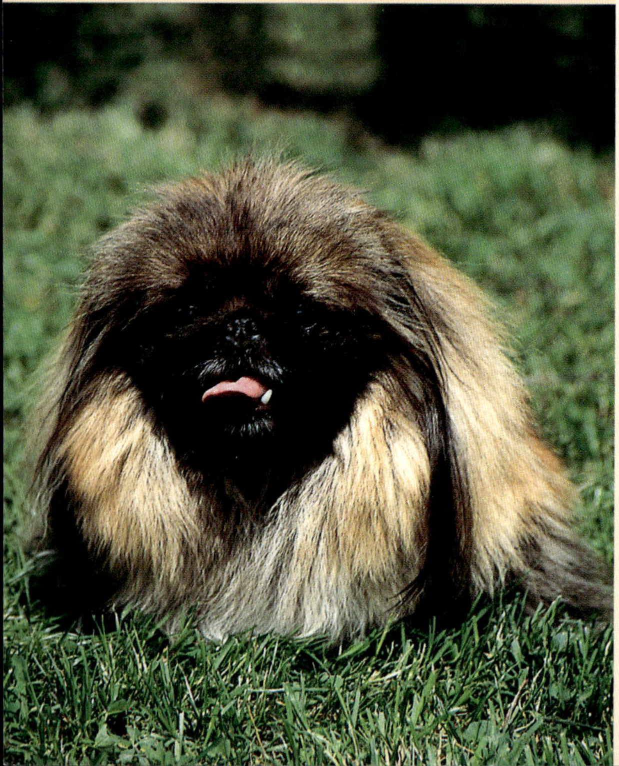

Bronchitis

Die Ursache für Bronchitis ist eine Erkältung. Dabei entzünden sich die Schleimhäute der Bronchien und schwellen an. Der Hund hat zunächst einen trockenen Husten, der sich später zu einem klaren bis eitrig-schleimigen Auswurf entwickelt. Er kann von Kurzatmigkeit, Atemnot, Appetitmangel, Lustlosigkeit, Schwäche und manchmal auch Fieber begleitet sein.

Eine unbehandelte Bronchitis kann chronisch werden. Wenn sich der Allgemeinzustand des Hundes verschlechtert beziehungsweise trotz Ihrer Behandlung nach etwa vier Tagen nicht bessert, suchen Sie bitte einen Therapeuten auf.

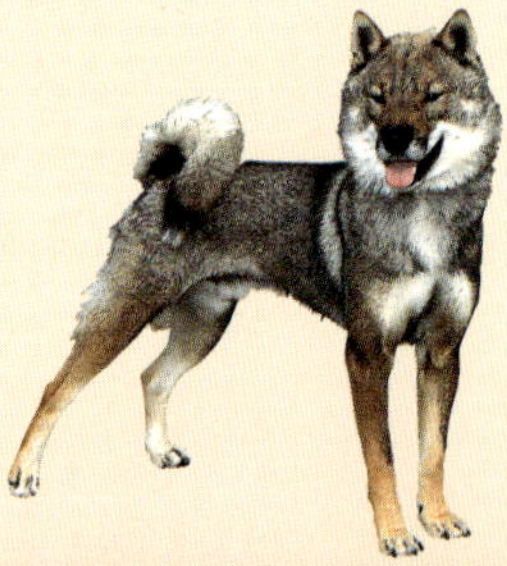

Bronchitis: Ursachen/Symptome	Arzneimittel
Häufiger, trockener Husten, der Schmerzen bereitet; Vermeidung von Bewegung mit viel Durst	Bryonia D6
Anfallsweiser bellender Husten, krampfartig; erschwerte Atmung, eventuell Zyanose (bläuliche Verfärbung der Haut)	Drosera D4
Trockener, schmerzhafter Husten, klingt rau und hohl; wenig Auswurf (zäh, schleimig); Kurzatmigkeit; Husten verschlechtert sich, wenn ein Wechsel von warm zu kalt stattfindet	Phosphorus D6
Anfallsweiser trockener Husten mit wenig bis gar keinem Auswurf; Heiserkeit, angestrengte Atmung, starke Trockenheit aller Luftwege	Spongia D4

Lungenentzündung

Lungenentzündungen können akut oder chronisch auftreten. Meist ist eine Infektion, seltener eine allergische Ursache zu finden. Typische Anzeichen sind plötzliches hohes Fieber, Apathie, Leistungsminderung und Müdigkeit. Die Atmung und der Puls sind beschleunigt. Anfänglich treten ein trockener, schmerzender Husten und eitrig-schleimiger Nasenausfluss auf. Aufgrund des Fiebers stellt sich Appetitlosigkeit ein. Es empfiehlt sich, Bryonia und Phosphorus so lange im Wechsel zu geben, bis sich der lösende Husten einstellt. Bis zum völligen Abklingen gibt man dann Tartarus emerticus D6.

Lungenentzündung: Ursachen/Symptome	Arzneimittel
Plötzliches Fieber, schnelle Atmung, schneller Puls, Unruhe und Ängstlichkeit	Aconitum D6 viertel- bis halbstündlich
Ansammlung von zähem Schleim, trockener Husten, Hustenreiz, Heiserkeit, schwer lösender Auswurf; Appetit normal, Trinken erschwert	Bryonia D6
Trockener, schmerzhafter Husten; bei Wechsel von warm zu kalt Verschlechterung; rauer und hohler Husten, wenig zäher schleimiger Auswurf, erschwerte Atmung; Husten verschlechtert sich zum Abend hin	Phosphorus D6

Sollte nach drei Tagen das Fieber nicht gesunken sein oder sich eine merkliche Besserung eingestellt haben, suchen Sie bitte sofort einen Therapeuten auf.

Herzschwäche

Herzschwächen zeigen sich bei älteren Hunden. Angeborene Herzfehler sind eher selten. Bei einigen Hunderassen bestehen jedoch Veranlagungen dazu wie zum Beispiel bei Bulldoggen und Schäferhunden. In solchen Fällen sollte der Tierarzt zurate gezogen werden.

Bei dem so genannten Altersherz ist der Allgemeinzustand des Hundes nicht betroffen. Das Tier ermüdet jedoch schneller und ist nicht mehr so ausdauernd.

Besonders in der warmen Jahreszeit kommt es schneller außer Atem. Auch alltägliche Belastungen wie zum Beispiel Treppensteigen kön-

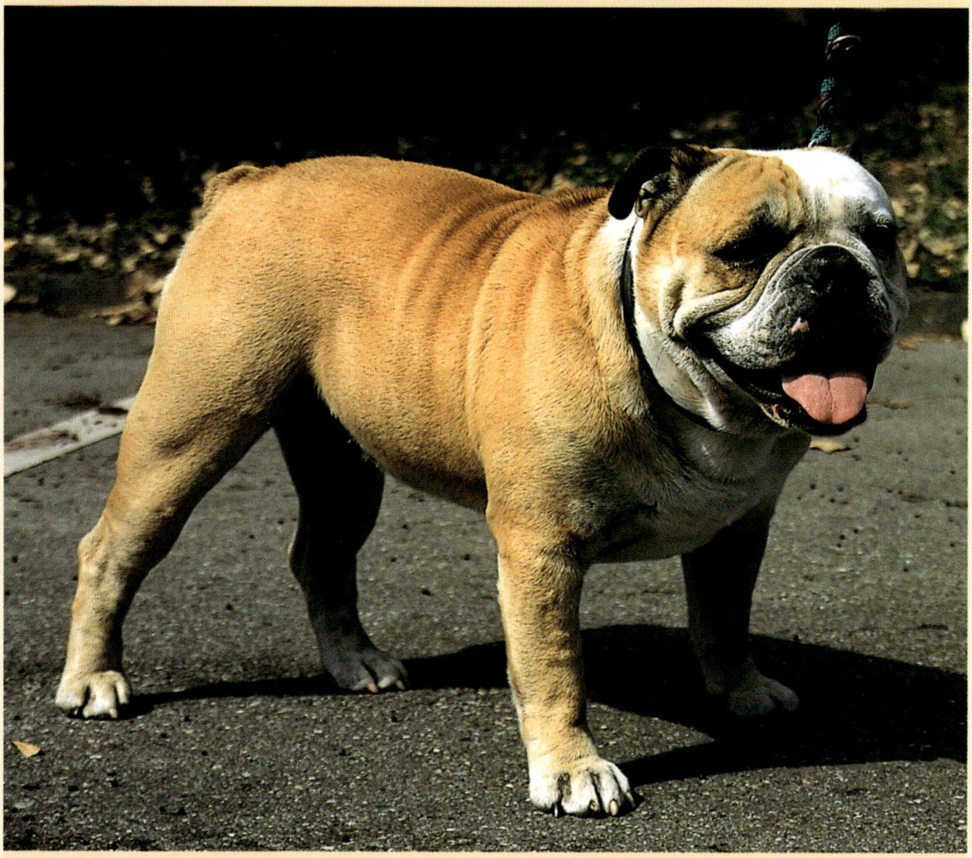

Bei einigen Rassen besteht die Veranlagung zu angeborenen Herzfehlern. Foto: Lehari

Herzschwäche: Ursachen/Symptome	**Arzneimittel**
Herzschwäche mit Kollapsneigung, nervöse Herzbeschwerden und Mitralklappeninsuffizienz	Cactus grandiflorus D6
Altersherz mit Arrhythmien, Müdigkeit, Tagesschläfrigkeit, Ruhelosigkeit mit häufigem nächtlichem Wasserlassen; Atemnot bei geringster Anstrengung	Convallaria maialis D12
Altersherz; eventuell trockener Husten, unregelmäßiger Puls	Crataegus D6 (den Herzschlag regulierend)

nen Probleme bereiten. Im fortgeschrittenen Stadium kommt ein trockener Husten hinzu. Bei solchen Erkrankungen haben sich Komplexmittel bewährt. Infi-Crataegus-Tropfen® haben eine stärkende Wirkung auf das Herz. Adenylocrat® verbessert die Herzleistung, stärkt die Durchblutung des Herzens und erhöht somit die Sauerstoffaufnahme. Generell sollten Herzerkrankungen von einem Tierarzt beziehungsweise Therapeuten abgeklärt werden.

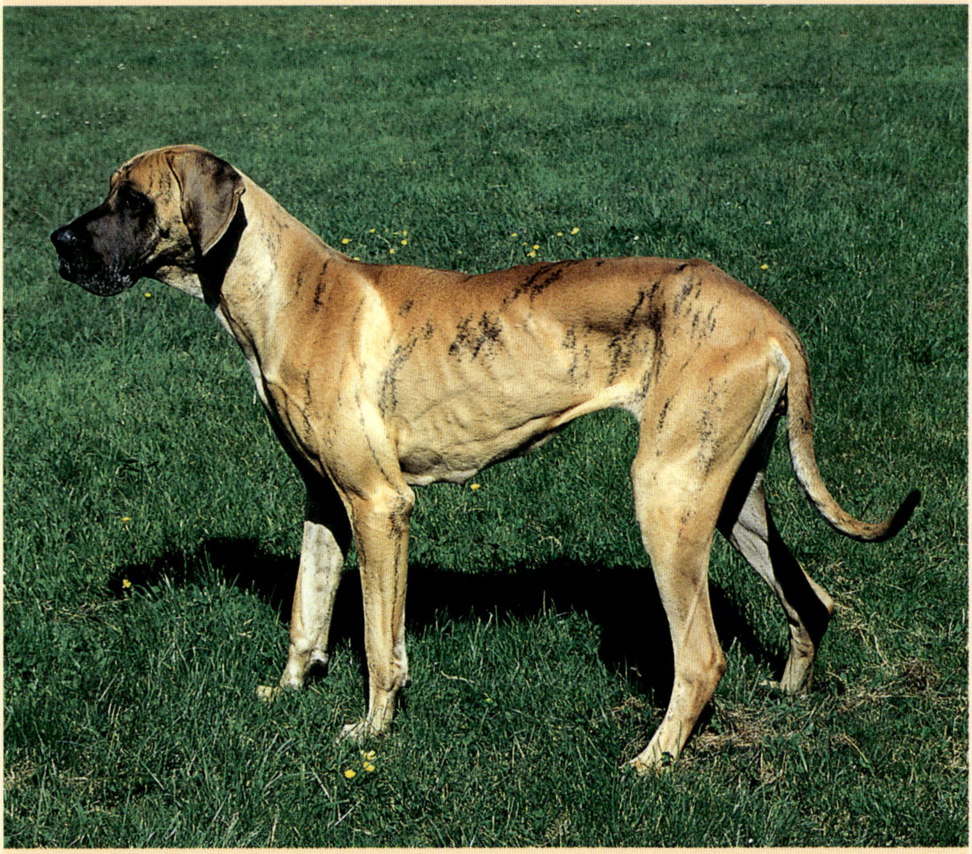

Abmagerung kann unterschiedliche Ursachen haben.
Foto: Lehari

Krankheiten des Verdauungsapparates

Abmagerung

Abmagerung trotz ausreichenden Futters kann bei älteren Hunden eine normale Erscheinung sein. Grundsätzlich sollte jedoch die Ursache abgeklärt werden. Eine Überfunktion der Schilddrüse, eine Erkrankung der Bauchspeicheldrüse, ein Krebsgeschehen, schwere Stoffwechselerkrankungen oder extremer Wurmbefall sind nur einige der möglichen Ursachen.

Durchfall

Durchfall ist an sich keine eigenständige Krankheit, sondern ein Symptom, das anzeigt, dass im Körper des Hundes etwas nicht in Ordnung ist. Besonders Welpen und junge Hunde reagieren auf Ungewohntes schnell mit Durchfall. Aber auch erwachsene Hunde können überempfindlich reagieren. In den meisten Fällen stellen Durchfallerkrankungen eine Reaktion der Ent-

Abmagerung: Ursachen/Symptome	Arzneimittel
Abmagerung trotz guten Appetits; von unten nach oben, also an den Beinen beginnend	Abrotanum D4
Wurmbefall	Abrotanum D1
Abmagerung trotz Fressens; Absenkung der Verdauungsorgane; harter Stuhl wie Schafskot	Calcium fluoratum D6
Hypophysenunterfunktion; Dysfunktion des Endokriniums (in das Blut abgebende Drüsen)	Cimifuga D12
Abmagerung trotz guten Appetits (oft Heißhunger); beschleunigter Stoffwechsel (Eiweißabbau); trockener, harter und krümeliger Stuhl eventuell mit Schmerz beim Kotabsatz	Natrium chloratum D6
Hyperaktiver Hund, rascher Verbrauch von Körpersubstanz, schneller Gewichts- und Konditionsverlust; nimmt öfter kleine Futtermengen zu sich; „Hungerschmerz"; kann zu jeder Zeit fressen; schwere Form der Abmagerung (Kachexie)	Phosphorus D30
Stoffwechselprodukte können nur langsam oder unvollständig abgebaut werden, dadurch Mangelernährung; Stuhl ständig wechselnder Konsistenz und Farbe	Silicea D30

Eine vorhergehende Abklärung durch Ihren Therapeuten ist empfehlenswert.

Durchfall: Ursachen/Symptome	Arzneimittel
Grün, schleimig; nach dem Trinken; nervöse Durchfälle bei Erwartungsangst	Argentum nitrium D4–D30
Chronische übel riechende Diarrhö; unstillbar, eventuell mit Blut vermischt, dunkel; Kotabsatz oft und in kleinen Mengen	Arsenicum album D12
Wässrig, übel riechend, brennend, unfreiwilliger Abgang	Carbo vegetabilis D6
Grünlich gelb, schleimig, nach Unterkühlung	Dulcamara D6
Grünlich, schaumig, gegoren, krampfartig, eventuell blutig	Ipecacuanha D6
Bräunlich dunkel, schleimig wie mit Wursthaut überzogen, wässrig	Leptandra D6
Eventuell blutig und schmerzhaft, besonders morgens, schwarz	Nux vomica D6
Schmerzlos, Hydrantenstuhl, extrem stinkend, grün wie Froschlaich	Phosphorus D30
Typisch sind morgendliche Durchfälle zwischen fünf und sechs Uhr; tagsüber eher Verstopfung mit knollig hartem Stuhl	Sulfur D30
Wässrig, schmerzhaft, voluminös, oft gleichzeitiges Erbrechen	Veratum album D4

Bei schwachen und unspezifischen Durchfällen tritt innerhalb von ein bis drei Tagen durch Fasten und mit unterstützender homöopathischer Behandlung die Besserung ein. Sollte dies nicht der Fall sein, suchen Sie bitte einen Therapeuten auf.

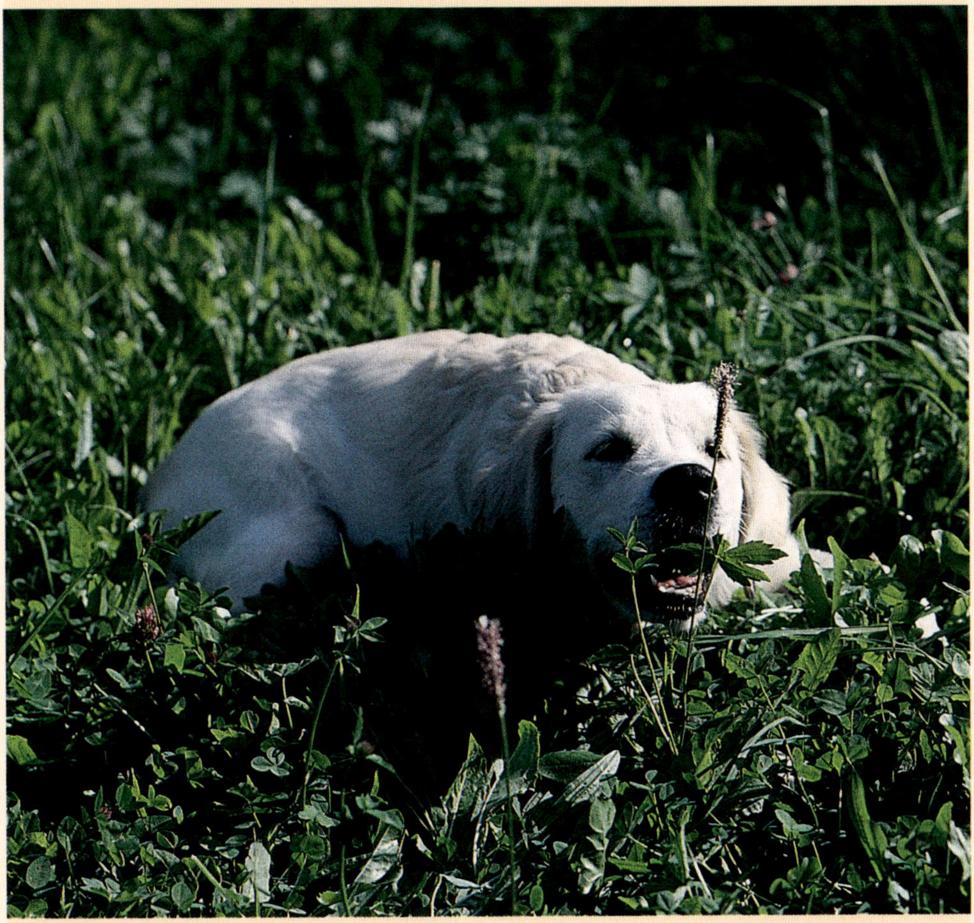

Durch Grasfressen ausgelöstes Erbrechen dient der Selbstentgiftung des Körpers. Foto: Lehari

giftung des Körpers dar. Die Ursache kann vielfältig sein, so zum Beispiel ernährungsbedingt bei Futtermittelumstellung, Futtermittelallergie, Überfütterung oder verdorbenem Futter. Auch kommen Bakterien, Viren oder Parasiten als Auslöser in Betracht. Medikamente wie Antibiotika, Steroide oder Zytostatika können auch zu Durchfall führen, ebenso wie Schwermetalle, Insektizide oder Giftpflanzen. Abzuklären wären auch Erkrankungen der Leber, Niereninsuffizienz oder eine akute Pankreatitis. Auch eine psychologische Ursache kann zugrunde liegen.

Erbrechen

Erbrechen ist eine Selbstentgiftung des Körpers wie etwa nach dem Grasfressen. Bei häufigerem Erbrechen sollte grundsätzlich die eigentliche Ursache gesucht werden. Verschiedene Erkrankungen von Leber, Niere, Nerven und Magen oder Reisekrankheit können in Betracht kommen.

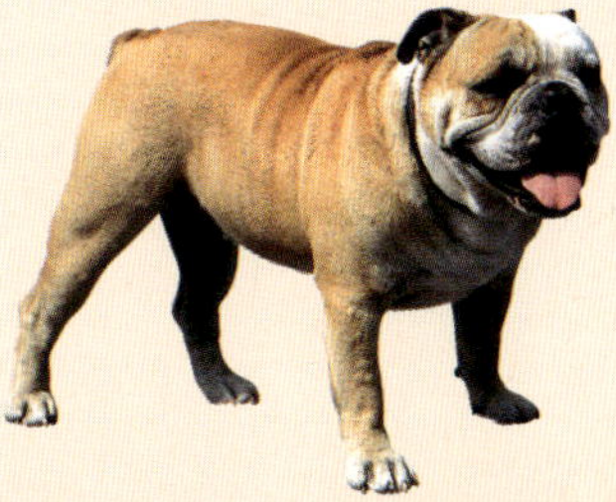

Erbrechen: Ursachen/Symptome	Arzneimittel
Erbrechen bei Gehirnerschütterung	Arnica D6
Saures Aufstoßen; Erbrechen so lange, bis Magen leer ist; Erbrochenes mit Galle vermischt (gelblich) mit anschließender großer Erschöpfung; Erbrechen im Wechsel mit Durchfall	Arsenicum album D30
Morgendliches Erbrechen von Galle	Bryonia D6
Grün, gallig; morgens nüchtern Galleerbrechen, Übelkeit; warme Getränke werden aber behalten	Chelidonium D6
Erbrechen beim Autofahren	Cocculus D6
Erbrechen von eiweißhaltigem Schleim unmittelbar nach der Nahrungsaufnahme; Erbrechen bei akuter Magenschleimhautentzündung	Ipecacuanha D6
Hunger trotz vorhandener Übelkeit; Fressen verursacht Übelkeit; ein bis zwei Stunden nach dem Fressen tritt Würgen und Erbrechen von Futter, Schleim oder Galle auf; kein Durst trotz Erbrechen	Nux vomica D6
Erbrechen von Wasser nach Erwärmung im Magen; Erbrechen unverdauter Nahrung, Blut oder kaffeesatzfarbener Masse; postoperatives Erbrechen	Phosphorus D30
Erbrechen von Speisen ohne Appetitverlust; bei schwerer Magenschleimhautentzündung	Secale cornutum D12
Sofortiges Erbrechen jeglicher Nahrung und Flüssigkeit	Veratum album D4a

Sollte Ihre Behandlung nach etwa zwei Tagen keine Besserung bringen, suchen Sie bitte einen Therapeuten auf.

Bei zusätzlichen anderen Symptomen wie Müdigkeit, Fieber, Appetitlosigkeit, Durchfall, Verstopfung, Blutspuren im Erbrochenen oder typischem Knoblauchgeruch gehen Sie bitte sofort zu einem Therapeuten oder Tierarzt.

Krankheiten der Harnwegs- und Geschlechtsorgane

Blasenentzündung

Blasenentzündungen äußern sich meist in verändertem Harnabsatz und können unbehandelt einen chronischen Verlauf nehmen. Die Hauptursache sind Nässe und Kälte, denen der Hund ausgesetzt ist, sowie ständiges Liegen auf kaltem Boden. Wird der Hund gezwungen, seinen Harn zu lange anzuhalten, kann eine Überdehnung der Blasenwand erfolgen, die in chronischen Fällen zu Harnzwang und so ebenfalls zu einer Blasenentzündung führen kann. Bei Rüden können durch Wälzen auf dem Boden oder im Gras über den Penis Bakterien in die Harnröhre eindringen und eine Entzündung hervorrufen.

Grundsätzlich braucht Ihr Hund bei einer Blasenentzündung Ruhe, Wärme und eine ausreichende Trinkmenge.

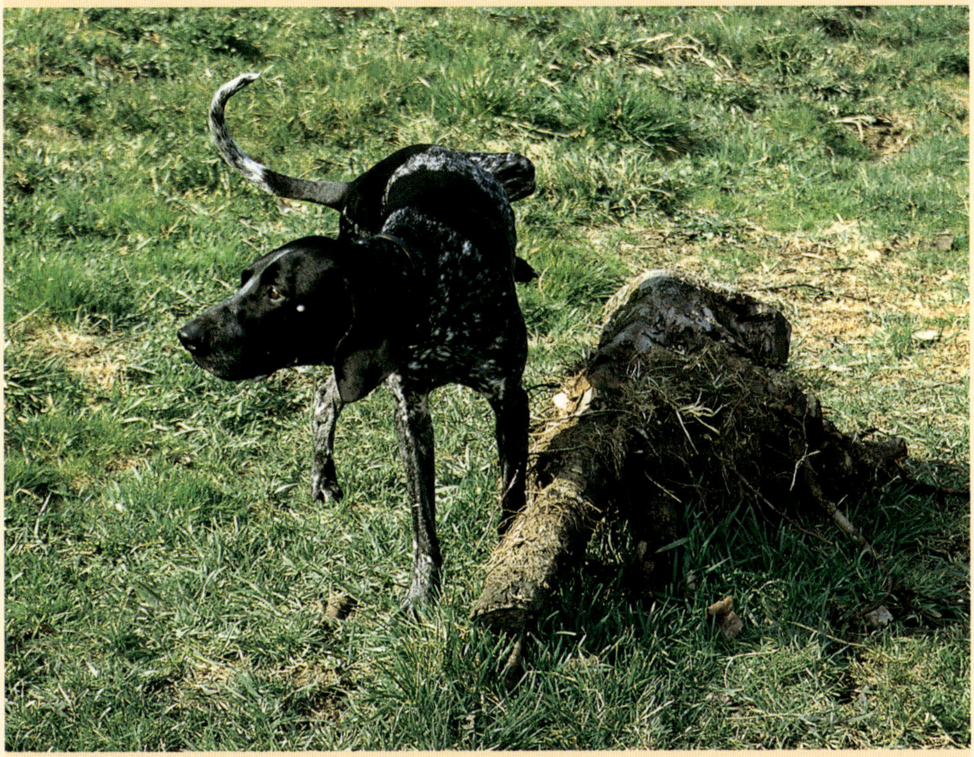

Muss der Harn zu lange angehalten werden, kann dies auch zu einer Blasenentzündung führen. Foto: Lehari

Blasenentzündung: Ursachen/Symptome	**Arzneimittel**
Akute Entzündung mit ständigem Harndrang; heller Harn; Schmerzen beim Urinieren sowie Inkontinenz mit ständigem Tröpfeln	Belladonna D30
Schmerzen vor und nach dem Urinieren; Harn von ständig wechselndem Aussehen (mal hell, dann dunkel); roter Satz im Urin; Eiweiß und pH-Wert erhöht	Berberis D12
Ständiger Drang zum Urinieren, Absatz dabei spärlich; trübe, blutig und eiweißhaltig; plötzliches Aufschreien des Hundes und nächtliche Unsauberkeit vor lauter Schmerz	Cantharis D6
Entzündung mit Blasenschwäche; schmerzhaftes Urinieren, Harn weißlich, trüb	Dulcamara D6
Häufiger Drang mit trübem, brennendem Urin; tropfenweise nächtlicher Absatz mit Blut- und Schleimbeimengung; mehr Urinabsatz, als Flüssigkeit aufgenommen wird	Mercurius D12

Tritt nach zwei Tagen trotz Ihrer Behandlung keine Besserung ein oder verschlechtert sich der Allgemeinzustand des Hundes, suchen Sie bitte einen Therapeuten auf.

Harnträufeln

Harnträufeln kann durch altersbedingte motorisch-nervliche Störungen hervorgerufen werden. Kastration oder Verletzung kann ebenfalls unwillkürlichen Harnabsatz zur Folge haben. Auch eine Entzündung der Harnwege kann die Ursache sein.

Unbemerkt vom Hund läuft Harn (meistens im Liegen) aus der Harnröhre. Anfänglich nur vereinzeltes Tröpfeln kann sich in ein chronisches Harnträufeln steigern bis hin zu größeren Mengen von Urinabsatz. Liegt keine Entzündung der Harnwege vor, verläuft dies schmerzlos.

Harnträufeln: Ursachen/Symptome	**Arzneimittel**
Inkontinenz älterer Hunde (Harn kann kaum gehalten werden)	Aloe D12
Unwillkürlicher Harnabgang, vor allem in der Nacht; Eichel und Harnröhre schmerzen nach dem Urinieren; Bluthamen nach Verkühlung	Phosphorus D30
Harnträufeln durch Blasenentzündung, zum Beispiel nach Katheterisierung	Staphisagria D30

Ihr Hund sollte generell nicht auf kaltem Boden liegen. Auch eine Kastration sollte überdacht werden, wenn keine triftigen organischen Gründe vorliegen. Eine Besserung durch Ihre Behandlung sollte innerhalb eines Zeitraumes von zehn Tagen eintreten. Ist dies nicht der Fall, suchen Sie bitte einen Therapeuten auf.

Läufigkeit und Erkrankungen der weiblichen Geschlechtsorgane

Läufigkeit (Hitze) bezeichnet die Zeitspanne, in der die Hündin paarungsbereit ist. Bei der normalen Läufigkeit tritt zunächst ein dunkelroter Ausfluss aus der Scheide auf, der nach etwa acht Tagen blassrosa und dann farblos wird. Die normale Hitze dauert etwa 21 Tage. In der Zeit vom neunten bis zum 15. Tag nach Beginn der Blutung ist die Hündin aufnahmebereit. Jetzt müssen Sie aufpassen, wenn Sie keinen unerwünschten Nachwuchs haben möchten. Wenn der Ausfluss eine weißlich schleimige Konsistenz annimmt, ist er für die Rüden besonders interessant beziehungsweise geruchsintensiv.

Probleme können auftreten bei unregelmäßiger Läufigkeit. Die Hündin wird öfter oder gar nicht läufig und sie kann lang, stark oder kaum bluten. Etwa acht bis zehn Wochen nach der Hitze bekäme die Hündin, bei geglücktem Deckakt, ihre Welpen.

Fängt sie jetzt an unruhig zu werden, verkriecht sich in ihrem Körbchen oder baut gar Nester, dann handelt es sich um eine Scheinträchtigkeit. Die Milchleiste kann hierbei anschwellen. Wenn man daran drückt, sondert sie manchmal sogar Milch ab (allerdings ist es nicht zu empfehlen, ständig an den Zitzen herumzudrücken, um zu sehen, ob tatsächlich Milch kommt). Hier kann es nun zu einer Entzündung der Milchdrüsen kommen oder eine Gebärmuttervereiterung entstehen.

Sowohl für die unregelmäßige Läufigkeit als auch für die Scheinträchtigkeit kann die Ursache eine hormonelle Funktionsstörung sein.

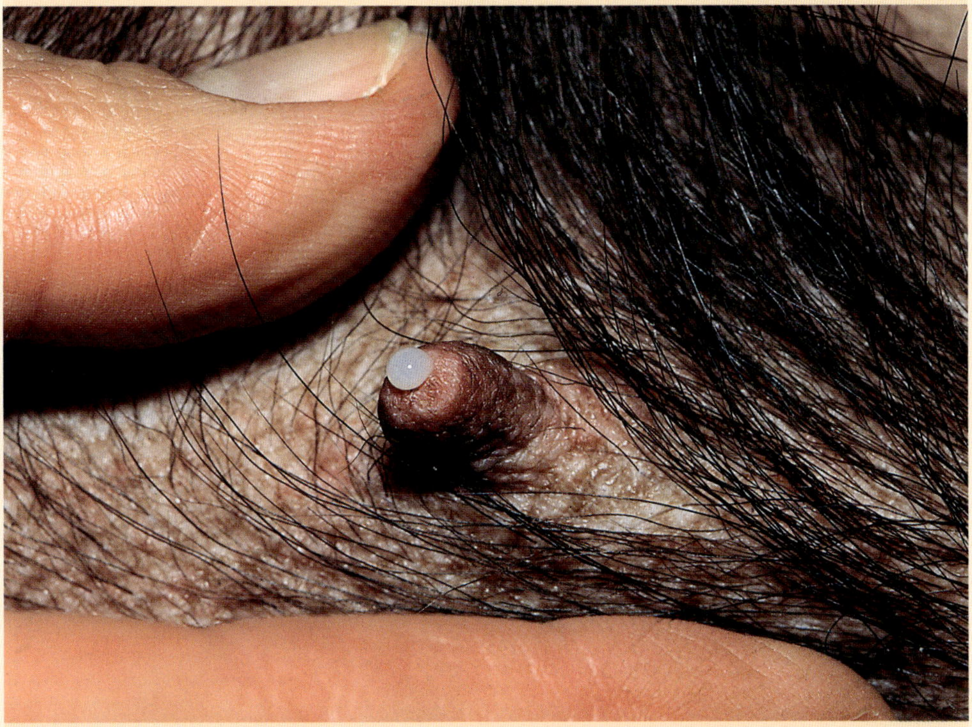

Bei Scheinträchtigkeit kann es sogar zur Absonderung von Milch kommen. Foto: Widmann

Wenn Sie bei Ihrer Hündin eine akute Veränderung im Allgemeinzustand wie zum Beispiel Fressunlust, klebrigen Scheidenausfluss feststellen, dann suchen Sie bitte umgehend einen Therapeuten auf. Eine Milchleistenentzündung oder gar eine Gebärmutterentzündung sind akute Erkrankungen, die grundsätzlich in die Hand eines ausgebildeten Therapeuten gehören.

Erkrankungen der weiblichen Geschlechtsorgane: Ursachen/Symptome	Arzneimittel
Scheinträchtigkeit; Hündin beginnt plötzlich zu jaulen, wirkt aggressiv, ungehorsam, reizbar; Läufigkeit tritt früher als erwartet ein; geringe Schwellung des Gesäuges	Ignatia D30
Akute hochgradige Milchleistenentzündung mit blauroter Verfärbung, bevorzugt linke Seite; stark verschlechtertes Allgemeinbefinden; Fieber; auch immer wiederkehrende Gebärmutterentzündungen	Lachesis D30
Verzögerte oder entfallende Läufigkeit, nicht sehr ausgeprägt; Hündin lässt sich ungern decken; Gebärmutterentzündung mit Vaginitis	Pulsatilla D30
Chronische Gebärmutterentzündung mit rotbraunem Ausfluss; Abneigung gegen Deckakt; wenig intensive Läufigkeit	Sepia D6–D30

Vorhautkatarrh

Vorhautkatarrhe sind oft ein Ärgernis für die Besitzer eines Rüden. Ständig leckt der Hund, weil es brennt, und verliert hier und da Harntropfen. Deren Beschaffenheit reicht von dickflüssig und gelblich bis zu dünnflüssig, ätzend und manchmal auch sehr übel riechend. Diese Entzündung ist nicht lebensgefährlich, die Behandlung jedoch langwierig, da Antibiotika nur in den seltensten Fällen wirksam sind. Wichtig ist in diesem Fall eine „Umstimmungstherapie", eine Verbesserung der Schleimhäute. Auf gesunden Schleimhäuten finden die eine Krankheit verursachenden Bakterien nämlich keine geeigneten Lebensbedingungen.

Tägliche Spülungen sind unerlässlich. Dazu können Sie Echinacea- oder Calendula-Tinktur in einer Verdünnung von 1:5 verwenden. Achten Sie darauf, dass die Spülung Körpertemperatur hat. Haben Sie nach etwa zehn Tagen mit Ihrer Behandlung keinen Erfolg erzielt, ziehen Sie einen Therapeuten zurate.

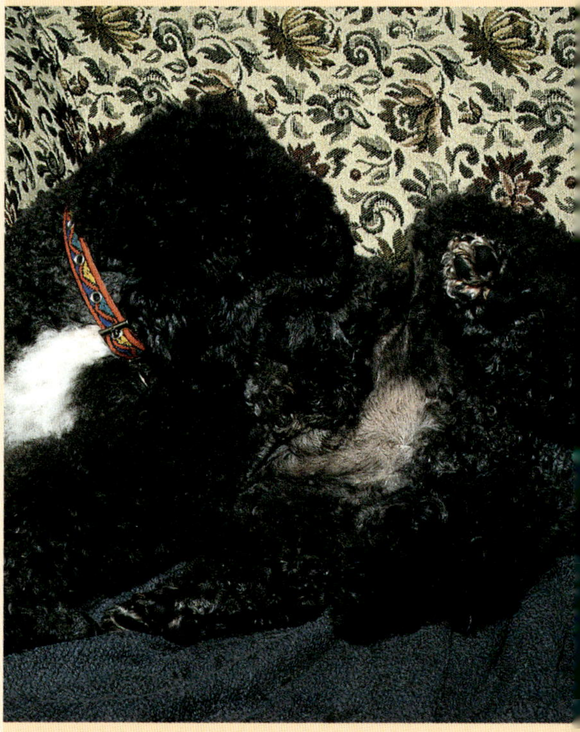

Ständiges Lecken könnte ein Anzeichen für einen Vorhautkatarrh sein. Foto: Lehari

Vorhautkatarrh: Ursachen/Symptome	**Arzneimittel**
Reichlich graugelber Ausfluss; scharf, beißend, eventuell Geruch nach altem Käse	Hepar sulfuris D12
Schleimiger, gelblich weißer, wund machender Ausfluss	Mercurius solubilis D6
Dicker, grünlich gelber Ausfluss; mild, nicht wund machend	Pulsatilla D4

Prostataerkrankungen

Prostataerkrankungen treten vor allem bei älteren Rüden auf. Eine Prostatavergrößerung kann durch den steifen, eckigen Gang mit einer Erkrankung des Bewegungsapparates verwechselt werden. Der Rüde hält seine Rute abnorm gewinkelt. Als weiterer Hinweis zählt der so genannte Bleistiftstuhl, der nach der Form des Kotes benannt ist. Dieser entsteht durch den Druck der Prostata auf den Darm. Der Kotabsatz reicht von erschwert bis Leerabsatz. Auch können eitriger Ausfluss und Blutbeimengung im Harn als Begleitsymptom beobachtet werden. Die Vergrößerung selbst ist schmerzlos. Speziell bei Rüden mit starkem Geschlechtstrieb kann sich daraus allerdings eine Prostataentzündung entwickeln. Diese ist für den Hund sehr schmerz-

Prostataerkrankungen: Ursachen/Symptome	Arzneimittel
Stinkendes Sekret, blutiger Ausfluss, Brennen unter der Vorhaut, Harnröhrenmündung blutrot und geschwollen	Acidum nitricum D4
Schwellung mit nachfolgender Vergrößerung (Prostatahypertrophie)	Conium D4
Prostataentzündung als Folge unterdrückter Sexualität	Lilium tigrinum D30
Prostatavergrößerung	Magnesium carbonicum D4
Prostatahypertrophie; eventuell verminderter, schmerzhafter Harnabsatz	Solidago D4
Prostatabeschwerden mit häufigem Harnabsatz; Prostataabszess	Staphisagria D30

haft. Extreme Beschwerden beim Hinsetzen und Aufstehen gehören ebenso zu den Symptomen wie Fieber, vermehrter Durst, aber auch Appetitlosigkeit und Erbrechen.

Da selbst für den Fachmann die Unterscheidung der einzelnen Erkrankungen nicht so leicht ist, ist es zu empfehlen, eine genaue Diagnose- und Therapieerstellung von einem Therapeuten vornehmen zu lassen.

Krankheiten der Haut und der Haare

Allergien

Allergien sind erblich bedingt, können aber auch durch aufgenommene Reizstoffe zum Ausbruch kommen. In vielen Fällen sind Allergien auch ernährungsbedingt. Inhaltsstoffe von Trocken- oder Dosenfutter können allergische Reaktionen auslösen. Hier sei besonders der hohe Getreideanteil in Fertigfutter erwähnt, der Proteine minderer Qualität liefert und als Füllstoff Verwendung findet. Aber auch Umwelteinflüsse wie Pollen oder Staub, Medikamente oder Insektenstiche können Allergien hervorrufen.

Der Juckreiz ist meistens das erste Anzeichen einer Allergie. Es folgen trockene oder nässende Ekzeme über den Körper verteilt. Es können Rötungen und Schwellungen entstehen. In Einzelfällen treten Allergien plötzlich auf, meistens entwickeln sie sich aber über einen längeren Zeitraum. So weit möglich sollten die Allergene beseitigt beziehungsweise fern gehalten werden. Dazu gehört unter anderem eine Futterkorrektur. Eventuell ist eine Eliminationsdiät sinnvoll, wobei bestimmte Inhaltsstoffe nicht im Futter enthalten sein dürfen.

Im Weiteren muss das Immunsystem gestärkt, normalisiert und stabilisiert werden. Das soziale Umfeld, von Halter und Hund sollte unbedingt mit beachtet werden. Eine Disharmonie in diesem Bereich stellt nicht nur das Zusammenleben auf eine harte Probe, sondern ist so manches Mal die Ursache der Beschwerden. Eine Behandlung muss sich also nach dem Auslöser richten. Im Haut- und Haarbereich sind die konstitutionellen Therapiemöglichkeiten besonders hervorzuheben. Dazu finden Sie in dem entsprechenden Kapitel weiter hinten mehr. Im Folgenden werden Behandlungsmöglichkeiten von durch Insektenstiche und -bisse ausgelösten allergischen Reaktionen, die ja auch immer wieder auftreten, angeführt.

Allergien: Ursachen/Symptome	Arzneimittel
Bienen- und Wespenstiche mit akut auftretenden Schwellungen, meist an den Lefzen und Augenlidern; ödematös, schnelle Entwicklung, fast durchsichtig; Wärme wird nicht vertragen	Apis mellifica D4 eventuell mit Ledum kombinieren
Insektenstiche mit starker Hitze und dunkelroter Verfärbung der Schwellung	Belladonna D6
Flohbissreaktionen, Insektenstiche; Kratzen bringt keine Erleichterung; festere, nicht so durchsichtige Schwellung wie bei Apis; betroffene Stelle eher kühl; stark verdünnte Ledum-Tinktur (1:5) hat sich zur Unterstützung als hilfreich erwiesen	Ledum D4

Um den Körper bei dem Entgiftungsvorgang zu unterstützen, können Sie zusätzlich Engystol-Trinkampullen® verabreichen.

Wenn sich der Allgemeinzustand Ihres Hundes verschlechtert, suchen Sie bitte umgehend einen Therapeuten auf; ebenso wenn Ihre Behandlung nach etwa zwei Tagen keinen Erfolg zeigt.

Abszesse

Abszesse sind abgeschlossene Hohlräume, in denen sich durch Gewebszerstörung eine Eiteransammlung gebildet hat. Hier finden sich alle Zeichen einer Entzündung: Hitze, Schmerz, Rötung und Schwellung. Dringen die Erreger des Abszesses in den Organismus ein, kann es zusätzlich zu Appetitlosigkeit, Fieber, Abgeschlagenheit und letztendlich zu einer Blutvergiftung kommen.

Bei Störungen im Allgemeinbefinden suchen Sie bitte umgehend einen Therapeuten auf, auch wenn sich die Entzündung nach zwei bis drei Tagen nicht hat bessern lassen oder der Abszess nach drei bis vier Tagen nicht zum Reifen gekommen ist.

Abzesse: Ursachen/Symptome	Arzneimittel
Ein Hauptmittel bei allen Eiterungen; bereits geringste Verletzung eitert; öffnet den Abszess und beschleunigt die Heilung	Hepar sulfuris D4–D30 tiefe Potenz beschleunigt die Eiterung, hohe Potenz bringt die Eiterung zur Rückbildung!
Unter der Haut entstehen Eiterungen; kalte Abszesse; entzündliche Merkmale fehlen	Mercurius solubilis D6
Die Stelle zeigt deutlich alle Zeichen einer Entzündung, häufig bildet sich ein blauroter Hof um die infizierte Hautstelle; in der Mitte sieht man die Eiterfüllung	Myristica sebifera D3 das „homöopathische Messer“ bringt Abszesse zum Durchbruch oder zur Einschmelzung
Kalte Abszesse mit dünnflüssigem Eiter; kein Mittel für den Höhepunkt der Eiterung, eher nach der Eröffnung	Silicea D12 bringt einen Abszess zum Reifen, vermindert Eiterung fördert die Eintrocknung und Abkapselung

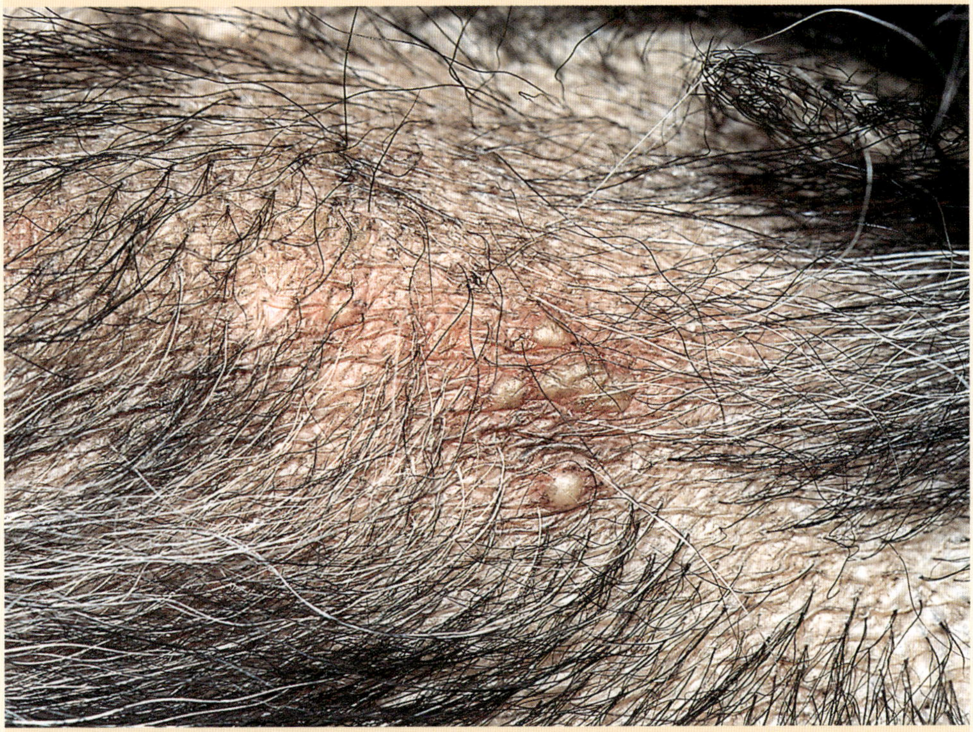

Abszesse können als eitrige Pusteln (oben) oder auch als einzelne Papeln (unten) auftreten. Fotos: Widmann

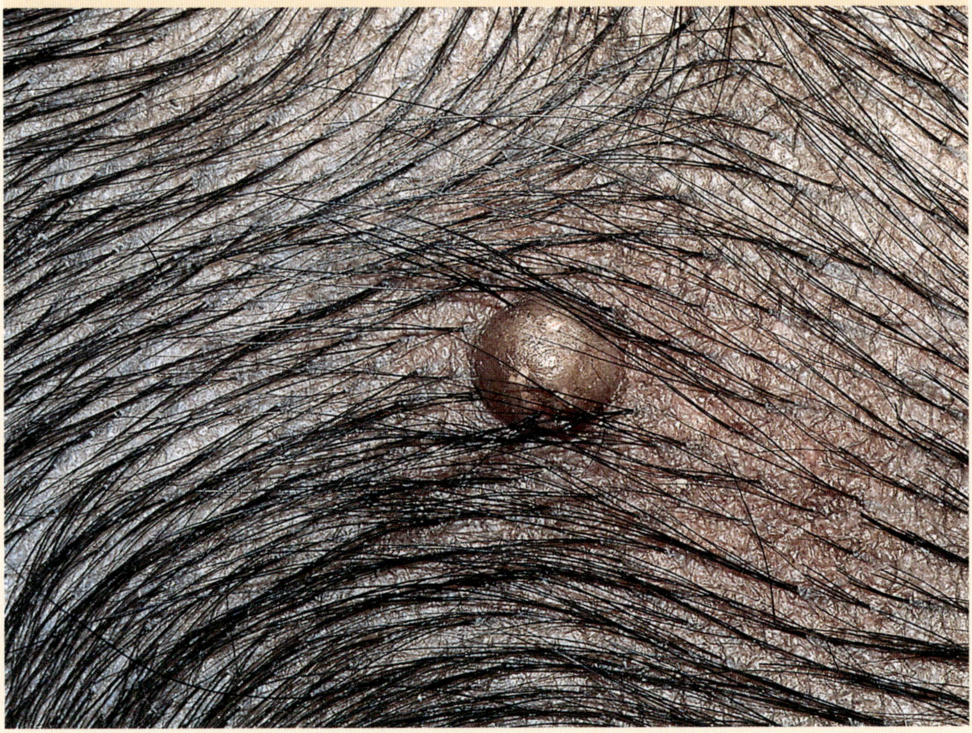

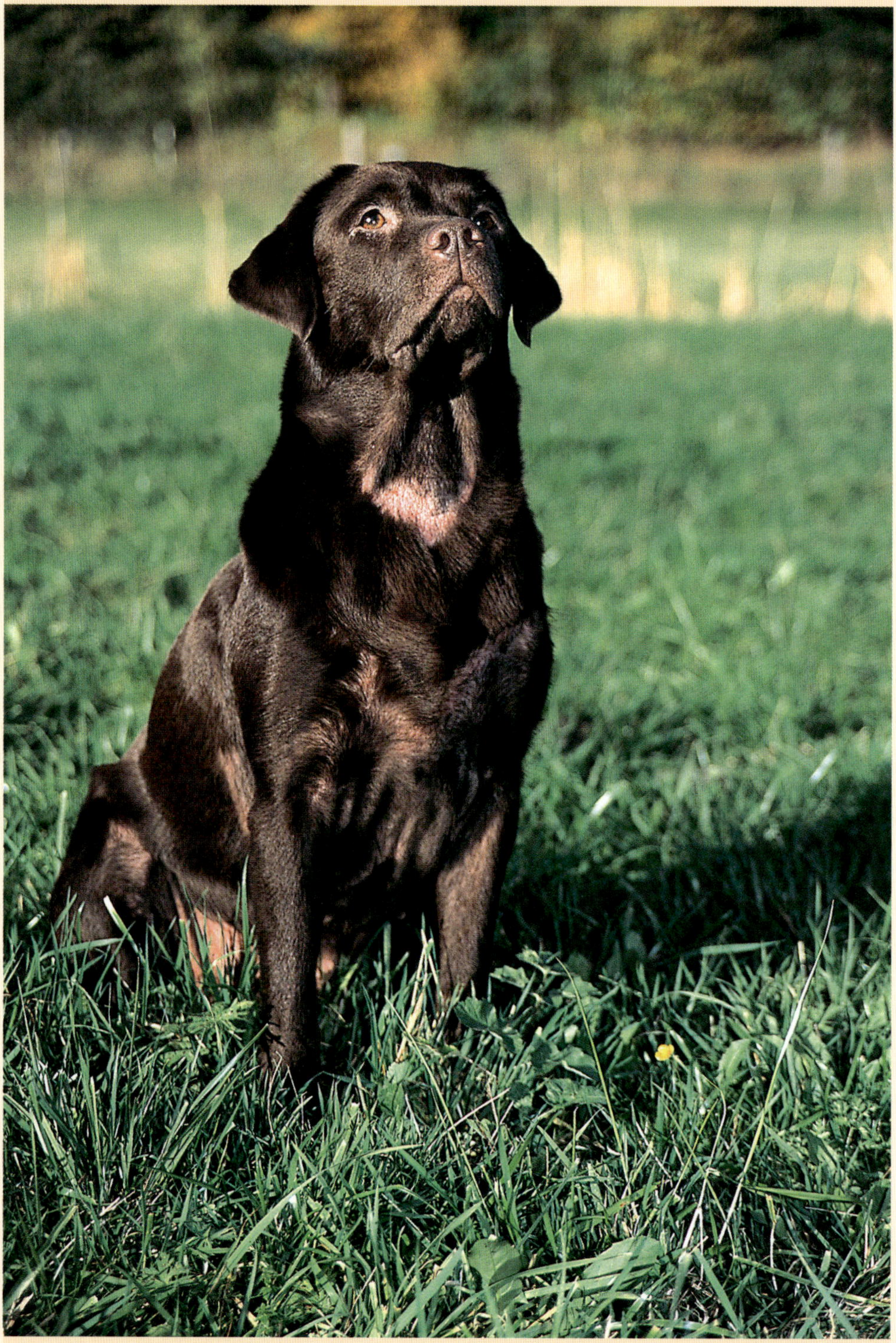

Bei Hündinnen kann lokal auftretender Haarausfall hormonell bedingt sein. Foto: Widmann

Haarausfall und Haarbruch

Haarausfall, der vermehrt außerhalb des normalen Fellwechsels auftritt, deutet meistens auf eine Stoffwechselstörung hin.

Bei älteren Hündinnen kann ein gestörter Hormonhaushalt zu lokal auftretendem Haarausfall führen. Einige Hunde, die viel Fertigfutter bekommen, können das ganze Jahr über an vermehrtem Haarausfall leiden.

Auch der Haarbruch kann hierzu gezählt werden. Als Ursache, neben den bereits genannten, kommen Organerkrankungen (Leber, Niere), Pilzbefall oder Infektionskrankheiten infrage. Auch hier darf eine emotionale Störung wie beispielsweise Stress, Angst und Kummer als Auslöser nicht unterschätzt werden.

Hauptziel der Behandlung sollte die Abstellung der Ursache sein – soweit erkannt und möglich. Die tägliche Gabe von Vitamin B ist unterstützend sehr hilfreich. Eine etwa kirschkerngroße Menge Bäckerhefe, in warmem Wasser aufgelöst und mit dem Futter verabreicht, ist die einfachste und günstigste Möglichkeit, dieses Vitamin zuzuführen.

Haarausfall und Haarbruch: Ursachen/Symptome	**Arzneimittel**
Allgemeiner Haarausfall; dicke, brüchige Haare; trockene, rissige Haut; Hauterkrankungen meistens im Bereich der Beugeseite, hinter den Ohren und an den Körperöffnungen	Graphites D30
Haarausfall und schütteres Haar; schlaffe Haut; Jucken, Akne und Eiterungen in der Unterhaut	Jod D12
Haare wie abgebrochen, stumpf; häufig im Bereich der Schulter, dort auch nässende Ekzeme möglich	Lycopodium D12
Haarausfall (bei viel Fertigfutter) mit kleinen, trockenen Krusten; schütteres Fell besonders in der Rückengegend mit Durchschimmern der Haut	Natrium muraticum D12
Trockenes, raues Fell; unter langem Haar Juckreiz	Silicea D12
Haarausfall mit Schuppen, besonders im Lenden- und Rückenbereich, aber nicht so, dass die Haut durchschimmert; Jucken, rote Haut	Sulfur D30

Parasiten

Parasiten sind unerwünschte Mitbewohner im Fell unseres Hundes. Schlechte hygienische Bedingungen und eine große Hundepopulation erhöhen die Gefahr der Übertragung. Als so genannte Ektoparasiten können Flöhe, Läuse, Milben und Zecken im Fell vorkommen. Bis auf die Milben lassen sich alle Parasiten mit bloßem Auge erkennen. Bei den Flöhen sollte man wissen, dass nur ein geringer Anteil im Fell des Hundes zu finden ist. Der größte Teil lebt in der Umgebung, die daher bei der Behandlung unbedingt mit berücksichtigt werden muss.

Es gibt einige gute Produkte auf dem Markt, die dafür verwendet werden können. Tägliches Staubsaugen ist bei Flohbefall unerlässlich, wobei der Beutel aber nach jeder Anwendung entsorgt werden muss. Auch einen Flohkamm sollte man bei der Fellpflege einsetzen.

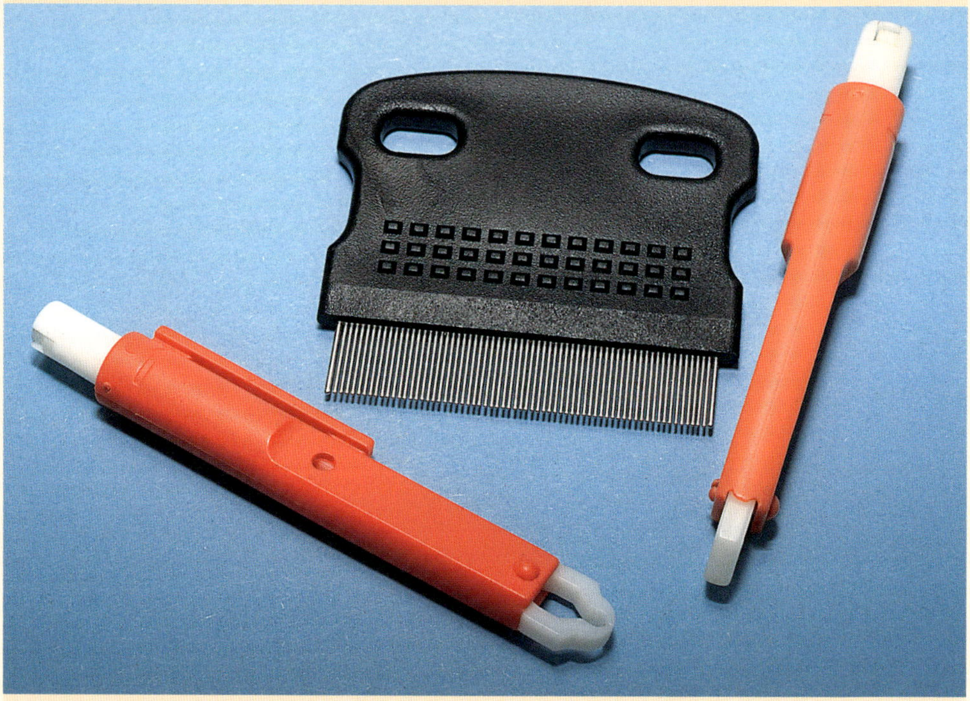

Flohkamm und Zeckenzange sind bei der Bekämpfung von Parasiten wertvolle Hilfsmittel. Foto: Widmann

Parasiten: Ursachen/Symptome	**Arzneimittel**
Bei Raubmilben, Räudemilben, Demodikose	Apis D30 zweimal im Abstand von zwei Tagen, Wiederholung nach einem halben Jahr
Bei Zecken-, Läuse-, Haarlinge- und Flohbefall	Ledum D200 alle vier Wochen einmal verabreicht

Wenn Ihr Hund sich vermehrt an bestimmten Stellen oder überall am Körper kratzt und beknabbert, ist dies ein Warnsignal. Betroffene Hautstellen können sich entzünden. Juckende Ekzeme können entstehen und werden oft von Haarausfall begleitet. Ein häufiger Befall mit Parasiten kann zu Durchfall, Erbrechen, Fieber und Abgeschlagenheit führen. Durch die Gabe homöopathischer Mittel kann eine lang anhaltende Umstimmung im Körper und dadurch eine bis zu hundertprozentige Reduktion der Parasiten erreicht werden.

Wenn Sie sich nicht sicher sind, ob und welche Parasiten Ihren Hund befallen haben, ziehen Sie einen Therapeuten zurate. Diesen sollten Sie auch aufsuchen, wenn sich das Allgemeinbefinden Ihres Hundes plötzlich ändert oder gar Krampfanfälle auftreten.

Schuppen

Schuppen können in unterschiedlicher Form auftreten: klein und trocken bei trockener Haut oder fettig bei ebenso fettiger Haut. Häufig riechen die Hunde intensiv, als begleitendes Symptom kann Juckreiz auftreten. Meist findet man Schuppen als Begleiterscheinung bei Stoffwechselstörungen. Aber auch Fehlernährung, allergische Reaktionen, Leberstoffwechsel- und Hormonstörungen können die Ursache sein. Primär sollte die Hauptursache gefunden und behandelt werden. Eine Futtermittelumstellung sollte erfolgen. Es ist empfehlenswert, die Trocken- oder Feuchtnahrung durch Frischkost zu ersetzen.

Schuppen: Ursachen/Symptome	**Arzneimittel**
Blasse, kühle Haut; in großen Flocken abblätternde Schuppen, die kleieartig aussehen; Hund kratzt sich unentwegt, was die Symptome verschlimmert; Fell stumpf, glanzlos, weich, trocken; nässende Absonderungen möglich	Arsenicum album D6
Verklebte Wimpern; ungesunde, trockene, schuppige Haut; Verletzungen eitern; feucht-kaltes Wetter verschlimmert die Symptome	Borax D6
Intensiver Geruch nach Hund; schmutziges, ungepflegtes Aussehen; trockenes, stumpfes Fell; rötlich warme oder heiße Haut	Sulfur D30

Suchen Sie bitte einen Therapeuten auf, wenn sich der Allgemeinzustand verschlechtert oder durch Ihre Behandlung nach etwa 14 Tagen keine Besserung eintritt.

Kratzen und Lecken aufgrund des Juckreizes bei Schuppen haben zu Ekzemen an der Haut geführt. Foto: Lehari

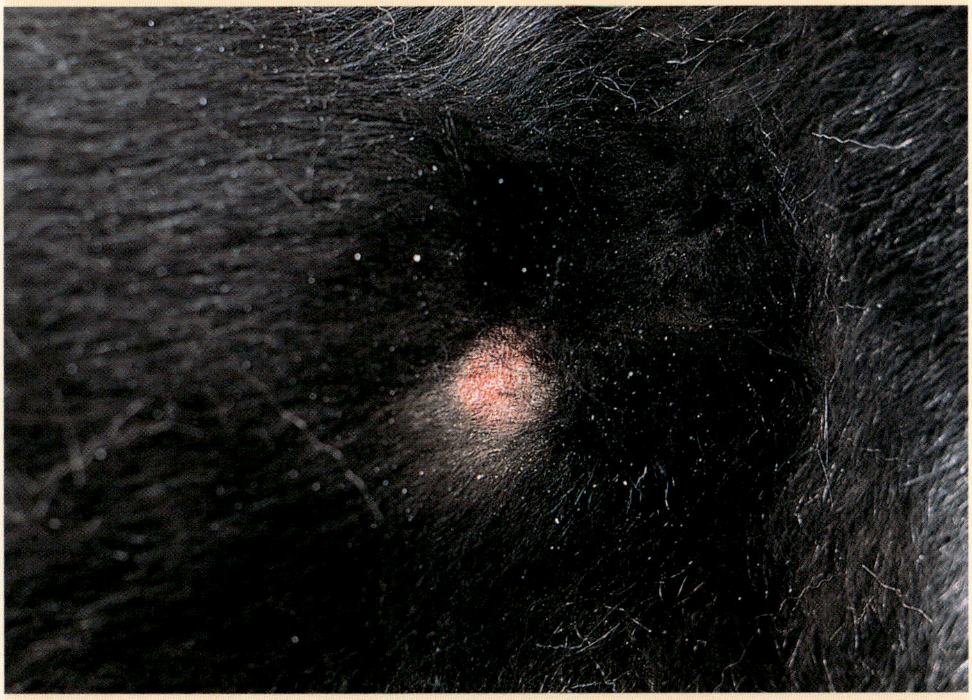

Krankheiten des Bewegungsapparates

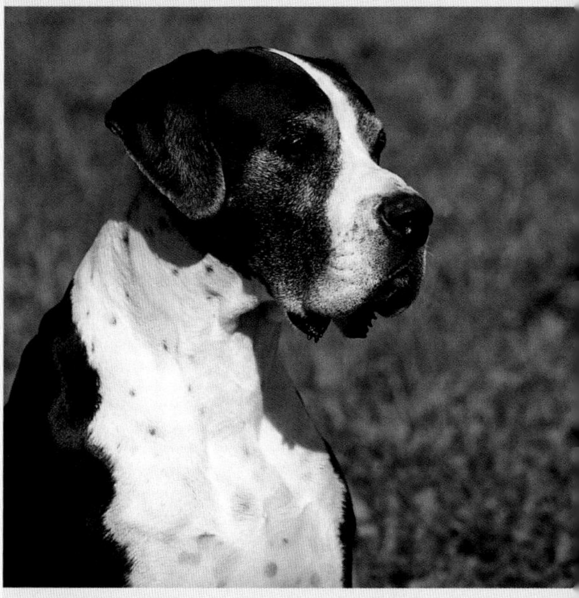

Besonders ältere Hunde leiden häufig unter Arthrose.
Foto: Lehari

Arthritis

Bei der Arthritis handelt es sich um einen entzündlichen Prozess der Gelenke. Sie kann infolge von Verletzungen auftreten. Dazu gehören Verrenkung (Luxation), Zerrung (Distorsion), Quetschung (Kontusion) und Prellung. Durch äußere Verletzungen oder auch durch die Blutbahn kann sich eine Infektion ausbreiten. Die Wirkung der dabei entstehenden Toxine (Giftstoffe) kann bis in die Gelenke ausstrahlen. Das betroffene Gelenk zeigt eine mehr oder weniger ausgeprägte Schwellung. Im akuten Geschehen kann es auch zu Wärmeausstrahlung neigen, Schmerzen sind dann zu beobachten. In diesem Fall wird sich Ihr Hund kaum oder gar nicht bewegen. Ansonsten gibt es eigentlich keine Probleme beim Aufstehen und zu Beginn einer Bewegung. Bei fortgesetzter Bewegung beginnt der Hund jedoch zu lahmen.

Häufig ist nur ein Gelenk betroffen. Nicht selten führt jedoch eine Allgemeininfektion zu einer Polyarthritis. Hierbei sind dann mehrere Gelenke angegriffen. In beiden Fällen verschlimmert Wärme die Schmerzen. Gönnen Sie Ihrem Hund jetzt sehr viel Ruhe. Spaziergänge sollten kurz gehalten werden. Ihr Hund soll zwar seinen nötigen Auslauf bekommen, sich aber nicht überanstrengen.

Arthritis: Ursachen/Symptome	**Arzneimittel**
Durch Verletzungen hervorgerufen (posttraumatisch); schmerzende Gelenke; Ruhe und Liegen verbessert den Zustand	Arnica D6
Akute Entzündung der Gelenke; rot, geschwollen, heiß; akute Lahmheit (auch bei Polyarthritis)	Belladonna D12
Schmerz, der nur bei Bewegung auftritt; Gelenke schmerzhaft, heiß, geschwollen, gespannt, manchmal auch leichte Rötung; da fester Druck Erleichterung bringt, liegen die Tiere häufig auf der erkrankten Stelle	Bryonia D6 typisch für dieses Mittel: Hund trinkt nicht häufig, aber viel auf einmal
Folgen von Zerrungen, Verrenkungen oder nasser Kälte; schmerzhafte Entzündung eher der Sehnen und Bänder der Gelenke als der Gelenke selbst; Ruhe verschlimmert, Bewegung bessert; zu viel Bewegung verschlechtert wieder	Rhus toxicodendron D6

Sollte sich trotz Ihrer Therapie der Bewegungsablauf Ihres Hundes nicht bessern, suchen Sie bitte einen Therapeuten auf.

Arthrose

Arthritis und Arthrose haben ähnliche Krankheitsbilder. Arthrose bezeichnet die Verschleißerscheinung bestimmter Gelenke.

Hüftgelenksdysplasie (HD) und Ellenbogendysplasie zählen mit zu diesen chronisch degenerativen Erkrankungen. Arthrose findet ihren Ursprung im erbbedingten oder hormonellen Bereich. Auch Traumen, ständige Fehlbelastung oder Überbeanspruchung (zu viel Bewegung, Übergewicht) können der Grund dafür sein. Vor einer Behandlung sollte eine fachkundige Untersuchung und Diagnosestellung erfolgen. Heilbar ist eine degenerative Gelenkserkrankung nicht. Vielmehr wird man versuchen, die Schmerzen zu lindern. Der fortschreitende degenerative Prozess soll in ein akutes Geschehen gelenkt und somit eine Ausheilung erreicht werden. Auch physiotherapeutische Maßnahmen können hier mit unterstützen, ebenso der Einsatz von Magnetfeldtherapie. Es sollten lieber kurze Spaziergänge, dafür aber häufiger unternommen werden.

Arthrose: Ursachen/Symptome	Arzneimittel
HD mit Schmerzen, die aufgrund trockener Kälte unerträglich werden; steife Glieder, harte Muskulatur	Bryonia D6
Arthrose des älteren Hundes; reißende, ziehende Schmerzen; Gelenke wirken steif, schlotternd, knackend; trockene Kälte verschlimmert die Beschwerden; betroffene Gelenke fühlen sich warm an und können Schwellungen aufweisen; Anfangssteifigkeit, die durch Bewegung gebessert wird; fortlaufende Bewegung verschlimmert wieder; auffallend häufiges Dehnen und Strecken des Hundes; Lähmungserscheinungen treten häufig auf	Causticum D12
Große Affinität zu den großen Gelenken (besonders bei HD); Verschlimmerung bei Wechsel von trockener zu feuchter Witterung und beim Aufstehen; Besserung durch Liegen und Ruhe, kann zu beinahe schmerzfreier Bewegung verhelfen	Harpagophytum D4
Vor allem kleine Gelenke sind betroffen; Schwellung und Hitze der Gelenke; Besserung des Schmerzes durch Ruhe und Kälte; Wärmebehandlungen und Bewegung verschlimmern; recht typisch sind diagonal auftretende Beschwerden/Schmerzen (zum Beispiel links vorne, rechts hinten)	Ledum D6
Rasch wandernde Gliederschmerzen, bevorzugt rechts; Anfangsverschlimmerung; Bewegung bessert, lang andauernde verschlimmert wieder; Gelenke wirken steif; frische Luft bessert die Beschwerden	Pulsatilla D30
Ruhe, Nässe und Kälte verschlimmern, Einlaufen und Wärmeanwendung bessern die Beschwerden; Steifigkeit der Hüftgelenke; Knarren; Springen wird vermieden	Rhus toxicondendron D30
Besserung der Schmerzen durch Bewegung; eigenartiges Knacken der Gelenke; eher fröstelnder, schlecht gelaunter Hund; Wärme bessert	Silicea D30

Wenn sich die Beschwerden eher verschlimmern oder Ihre Behandlung keine deutliche Verbesserung zeigt, dann besprechen Sie bitte die weitere Behandlung mit einem Therapeuten.

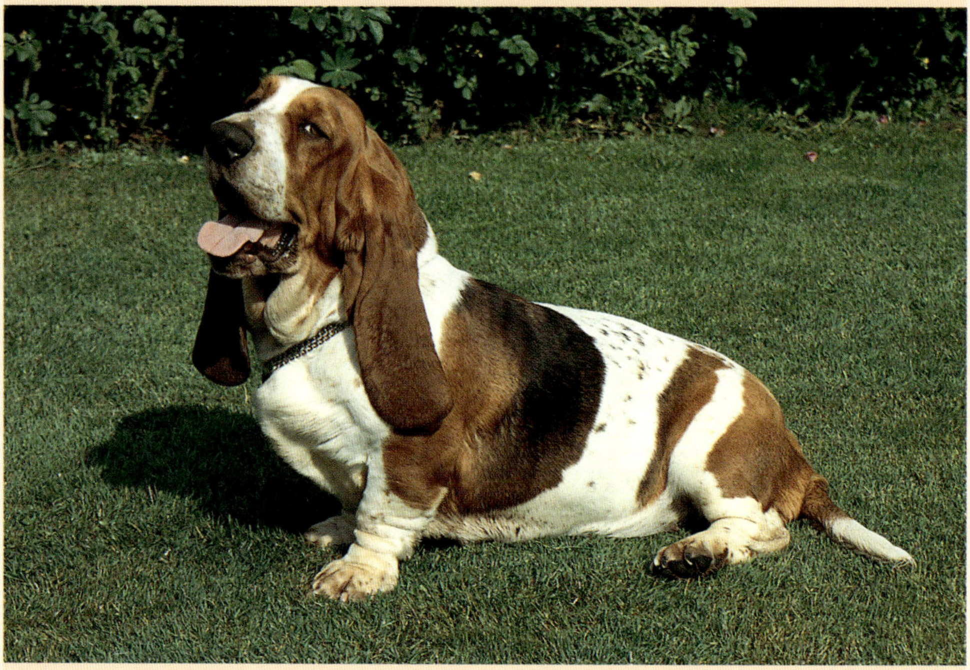

Bandscheibenvorfall kommt vermehrt bei Hunden mit auffällig langem Rücken vor. Foto: Lehari

Bandscheibenvorfall

Bandscheibenvorfall betrifft überwiegend Hunderassen mit auffallend langem Rücken. Es ist eine sehr schmerzhafte Erkrankung und kann zu einer Lähmung im hinteren Bewegungsapparat führen. Der Begriff Dackellähme findet hier seinen Ursprung. Dabei nimmt der Dackel diese Erkrankung nicht für sich alleine in Anspruch, auch Basset Hound, Beagle, Deutscher Schäferhund und andere Rassen können ihr Opfer werden.

Die knorpeligen Zwischenwirbelscheiben (Discus) beginnen frühzeitig zu verknöchern. In dieser Form können sie ihre Pufferwirkung entlang der Wirbelsäule nicht mehr ausführen, die betroffenen Abschnitte werden unbeweglich und steif. Diese Abnutzungserscheinung tritt gehäuft im Alter auf. Aber auch eine unbedachte, hektische Bewegung kann einen Bandscheibenvorfall auslösen. Der Vorfall der Bandscheibe drückt auf die austretenden Nerven der Wirbelsäule. Folge sind Quetschungen, die eine Entzündung nach sich ziehen. Die Symptome können je nach Lokalisation und Schweregrad von ganz plötzlich bis allmählich auftreten. Die Ausfallerscheinungen reichen von Bewegungseinschränkung bis zu teilweiser oder totaler Lähmung.

Anfänglich ist eine völlige Ruhigstellung angebracht. Im weiteren Verlauf sollten kleine Bewegungsabläufe vorgenommen werden, eventuell durch einen Physiotherapeuten für Hunde. Unterbleiben diese Übungen, stellt sich zusätzlich Muskelschwund ein. Überprüfen Sie auch mal das Gewicht Ihres Lieblings. Eine Reduktion bei zu viel Gewicht entlastet den Bewegungsapparat enorm.

Die Vitamine B1 und B12 wirken förderlich auf die Regeneration des Nervengewebes.

Bandscheibenvorfall: Ursachen/Symptome	Arzneimittel
Typisch ist der gekrümmte Rücken; bevor der Schmerz im Rücken auftritt, kann man schon einen trippelnden, steifen Gang erkennen; besonders der Lendenbereich ist betroffen; es können auch Probleme beim Kot- und Urinabsatz bestehen	Nux vomica D30
Ausgeprägter Muskelschwund nach einem Bandscheibenvorfall, besonders im Hinterhandbereich	Plumbum D12
Bandscheibenvorfall besonders im Halsbereich, vor allem bei kleineren Hunderassen (Dackel, Pudel)	Silicea D12
Wenn die Bandscheibe noch oder schon wieder in Ordnung ist, aber eine Hinterhandschwäche vorhanden geblieben ist	Strychninum D12

Wenn Ihr Hund solche Beschwerden an den Tag legt oder Lähmungserscheinungen aufweist, suchen Sie bitte sofort einen Therapeuten auf.

Hüftgelenksdysplasie

Hüftgelenksdysplasie (HD) gehört zu den Arthrosen beziehungsweise zu den chronisch degenerativen Gelenkserkrankungen. In diesem Fall versteht man darunter eine abnorme Entwicklung eines oder beider Hüftgelenke. Ursache ist eine erbliche Veranlagung. Wie schwer die Erkrankung sich zeigt, hängt von den Faktoren der Ernährung und des Auslaufes, insbesondere in der Wachstumsphase, ab.

Im Normalfall passt der kugelrunde Gelenkkopf genau in die hohle Gelenkpfanne und liegt fest an. Diese Verbindung ist bei einer Hüftgelenksdysplasie unzureichend. Die Gelenkpfanne ist zu flach und der Gelenkkopf häufig abgeplattet. Dadurch hat das Hüftgelenk Spiel und es kann leicht zu Verrenkungen kommen. Da der Hund Schmerzen empfindet, schont er seine Hinterhand und es entsteht eine Muskelunter-

Hüftgelenksdysplasie: Ursachen/Symptome	Arzneimittel
Starker Schmerz nur bei Bewegung, deswegen wird Bewegung vermieden; besonders bei trockener Kälte	Bryonia D6
Schmerzen in der Hüfte, die zu Bewegung zwingen; die Schwäche führt zu Gliederzittern; Hund liegt viel, steht auf und geht langsam, legt sich dann wieder hin	Ferrum metallicum D6
Bei reichlich Knochenwucherungen; häufig beim älteren Hund; akute Schmerzphase; Schmerz besonders beim Aufstehen, das gerade noch alleine geschafft wird	Harpagophytum D6
Zu großes Spiel in der Hüfte; man fühlt den Knochen aus dem Gelenk gleiten, da die Gelenkpfanne zu flach ist; gelegentliche Schmerzen, die durch Bewegung besser werden; Besserung durch Wärme	Silicea D12

Die Behandlung ist je nach Mittelgabe unterschiedlich. Sie sollten die Behandlung mit einem Therapeuten absprechen.

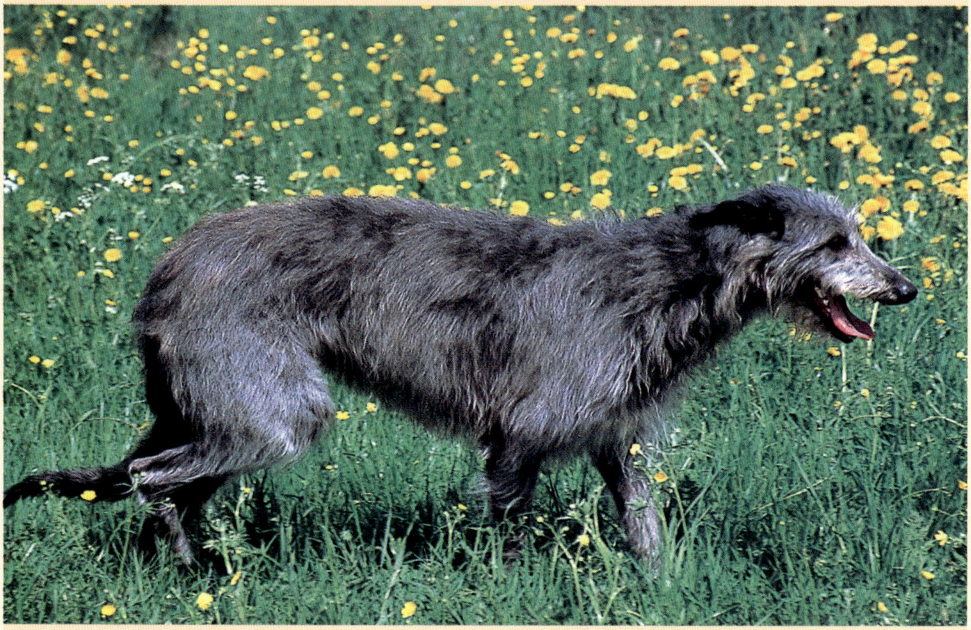

Besonders bei großen Hunden darf in den ersten beiden Lebensjahren der Bewegungsapparat nicht zu sehr belastet werden. Foto: Lehari

entwicklung in diesem Bereich. Dies verursacht ein noch größeres Spiel in dem betroffenen Gelenk. Der Gelenkkopf und die Gelenkpfanne stoßen nun regelmäßig aneinander und allmählich entstehen Knochenwucherungen, die ihrerseits wieder Schmerzen hervorrufen. Ein Teufelskreislauf ist in Gang gekommen. Um eine Hüftgelenksdysplasie zu diagnostizieren, muss eine sorgfältige Röntgenaufnahme gemacht werden. Dazu wird der Hund mit einem Beruhigungsmittel oder gar durch eine Narkose ruhig gestellt. Eine gute Beurteilung der Hüftgelenke ist allerdings erst in einem Alter von einem Jahr, bei großen Rassen sogar eher ab eineinhalb bis zwei Jahren möglich. Je eher diese Erkrankung festgestellt wird, desto früher kann man entsprechende Maßnahmen einleiten und viel Leid ersparen. Eine bereits bestehende Hüftgelenksdysplasie kann mit der Homöopathie nicht rückgängig gemacht werden. Es ist aber durchaus möglich, einen Stillstand zu erreichen. Im Vergleich zu den regulären Therapiemethoden bietet die Homöopathie mit Sicherheit eine der nebenwirkungsfreiesten und sanftesten Methoden.

Sie selbst sollten auf das Gewicht Ihres Hundes achten, denn Übergewicht belastet den Bewegungsapparat zusätzlich. Die Hinterhandmuskulatur sollte aufgebaut werden, nutzen Sie dazu das Wissen eines Hundephysiotherapeuten. Wenn Sie diese Möglichkeit nicht haben, lassen Sie Ihren Hund häufig schwimmen, das fördert die gesamte Muskulatur. Bitte beachten Sie auch den Bodenbelag in Ihrem Heim. Glatte Parkettböden und rutschige Fliesen sind nicht der ideale Laufbereich für Ihren Liebling.

Schmerzmittel können und müssen manchmal vonnöten sein. Bedenken Sie dabei aber bitte: Hat der Hund keinen Schmerz mehr, dann kann er sich überlasten und dies kann die HD wiederum fördern.

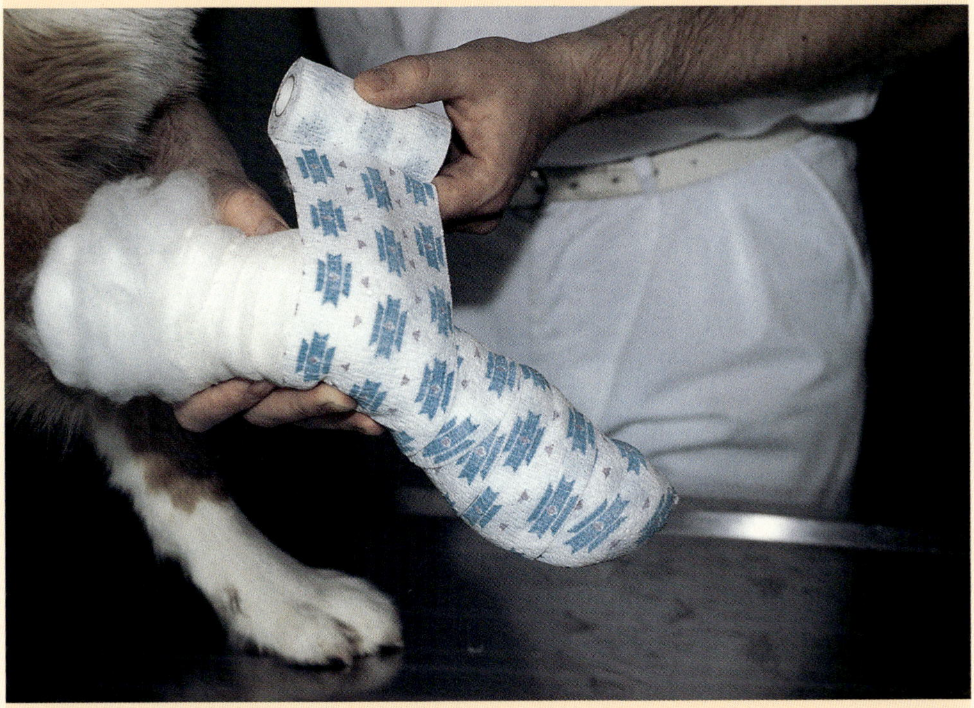

Bei Knochenbrüchen können homöopathische Mittel heilunterstützend wirken. Foto: Lehari

Knochenbrüche

Knochenbrüche werden in Längs-, Schräg-, Quer-, Spiral- und Splitterbrüche unterschieden. Dabei können die Knochenhaut, Sehnen, Bänder und dergleichen mit verletzt sein. Die Symptome äußern sich verschieden stark, je nach Lokalisation des Bruches. Die Beurteilung und Behandlung sollte auf jedem Fall einem Tierarzt überlassen bleiben. Er entscheidet über die Behandlungsform wie zum Beispiel Gipsverband, Schiene, Nagelung und so weiter. Allerdings können Sie selbst mit homöopathischen Mitteln unterstützend einwirken.

Knochenbrüche: Ursachen/Symptome	Arzneimittel
Für die ersten Stunden nach einem Trauma (zum Beispiel Unfall); schmerzstillend, abschwellend, entzündungshemmend	Arnica D6
Bei Heilungsstörung des Knochenbruches beziehungsweise zur Förderung der Kallusbildung (Kallus: neu gebildeter Knochen)	Calcium carbonicum D12 täglich im Wechsel mit Symphytum D4
Bei tief greifenden Verletzungen zum Beispiel der Knochenhaut und/oder der Sehnen	Ruta D6 folgt oder ergänzt gut Arnica
Rückbildung der Muskulatur als Folge der Fixierung des Knochenbruches	Plumbum D6

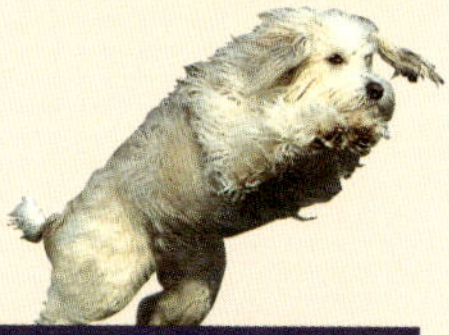

Konstitutionstypen

Der Typ eines Hundes wird durch Veranlagung und durch Umwelteinflüsse bestimmt. Nimmt die Veranlagung den größeren Teil ein, dann spricht man von Konstitution. Spielen die Umwelteinflüsse eine größere Rolle, spricht man von einem Typ. Nicht bei jedem Hund ist es möglich, eine Erkrankung der Vererbung zuzuordnen. Bei Tierheimhunden zum Beispiel ist diese Form der Vorgeschichte selten nachvollziehbar. Aus diesem Grund ist eine Typbehandlung erfolgversprechender.

Bei der Bestimmung des Konstitutionstyps ist es wichtig, die Vorgeschichte des Hundes zu kennen. Foto: Widmann

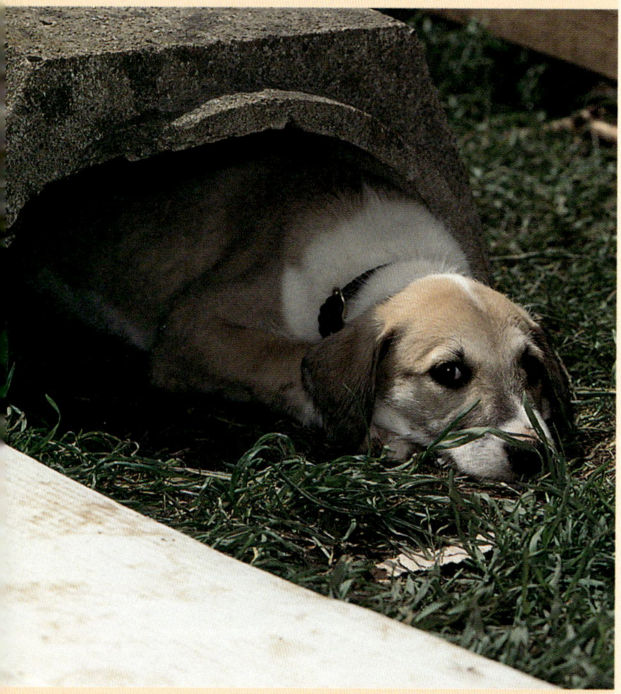

Um die Erkrankung unseres Hundes ausheilen zu können, muss man zu den Wurzeln des Übels vordringen. Dazu ist es erforderlich, das individuelle homöopathische Arzneimittel zu finden, das die größte Ähnlichkeit mit unserem Vierbeiner hat. Um dem Rechnung zu tragen, müssen Sie Ihren Hund schon sehr aufmerksam beobachten. Die Aussage „Mein Hund hat Arthritis“ ist zu allgemein. Ebenso die ergänzende Aussage „Mein Hund lahmt“, denn das ist nichts Außergewöhnliches bei dieser Erkrankung. Wichtig sind die auffallenden, eigentümlichen, ungewöhnlichen und hervorstechenden Symptome und Merkmale der Krankheit des Hundes.

Zu beachten sind dabei mehrere Fragestellungen:

- Wo ist die Erkrankung lokalisiert, wo erscheint sie (rechts, links, wandernd, beidseitig, vorne, hinten)?
- Der Auslöser der Erkrankung wird unter dem Warum und Weshalb abgeklärt. Um bei der Arthritis zu bleiben: Auslöser können sein längerfristige Fütterungsfehler, zu häufiges Liegen auf kaltem Boden, Durchnässung oder Folge einer Verletzung.
- Als Nächstes ist das Wie von Bedeutung, zum Beispiel rot, leichte Rötung, geschwollen, warm, heiß, schmerzhaft.
- Und schließlich spielt die Frage nach dem Wann und Wodurch, den Modalitäten, eine wichtige Rolle, zum Beispiel Besserung oder Verschlechterung durch Kälte oder Wärme, Ruhe oder Bewegung. Oder wird es besser oder schlimmer morgens, mittags, nachmittags, abends oder nachts?

Nach Beantwortung dieser Fragen hat man schon eine Menge an Informationen, diese reichen aber nicht ganz aus. Wichtig sind nun noch die Gemütssymptome. Damit sind charakterliche Wesenszüge gemeint, die genau Ihren Hund zu einem Individuum werden lassen. Ist er zum Beispiel ruhig, zurückhaltend, unterwürfig oder eher dominant und selbstbewusst? Hat er Angst vor dem Alleinsein, Angst vor der Dunkelheit oder ist er schon vor einem Gewitter nervös? Ist der Hund hyperaktiv, legt sich in die Leine, wirkt unkonzentriert und lässt sich leicht ablenken oder ist er eher von einer Gemütlichkeit und Ruhe beseelt? Auch der Körperbau kann bei der Mittelfindung helfen. Handelt es sich um einen stabilen oder eher feingliedrigen Hund?

Nachdem Sie Ihren Hund nun so genau beobachtet und kennen gelernt haben, sollte Ihrer Repertonisation (Arzneimittelfindung) nichts

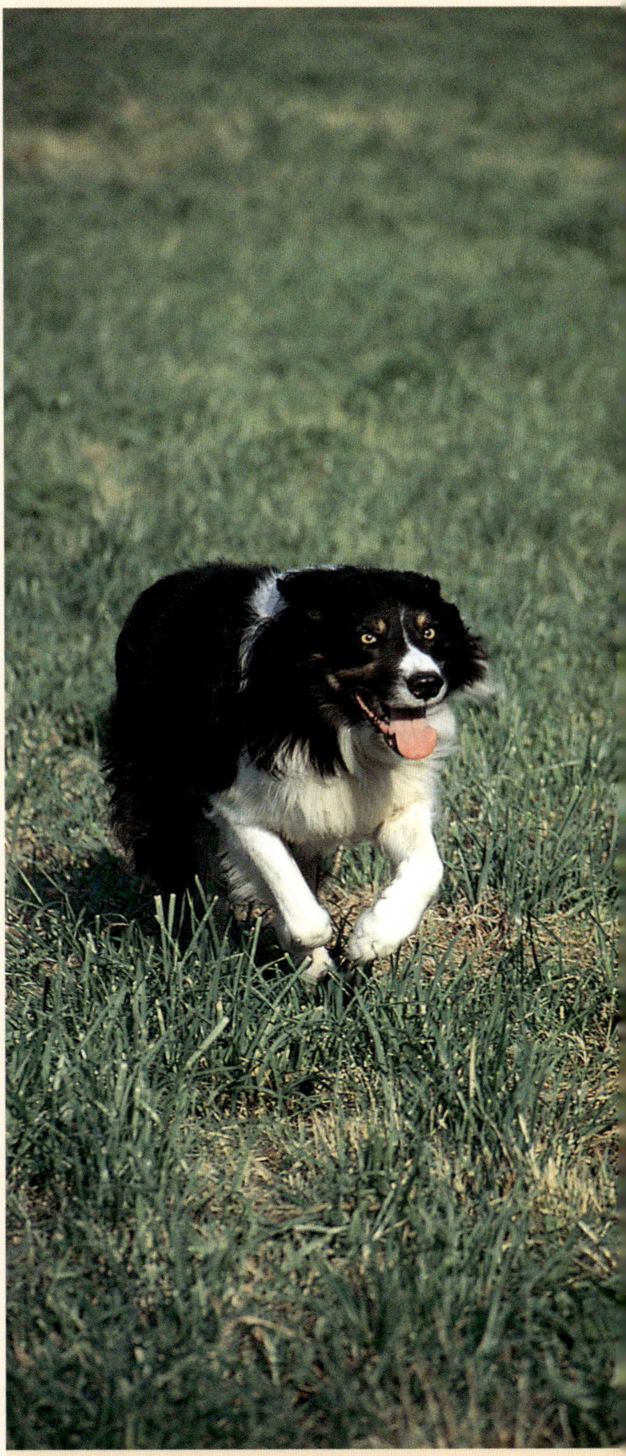

Auch Temperament und Charakter des Hundes spielen eine Rolle bei der Arzneimittelfindung. Foto: Lehari

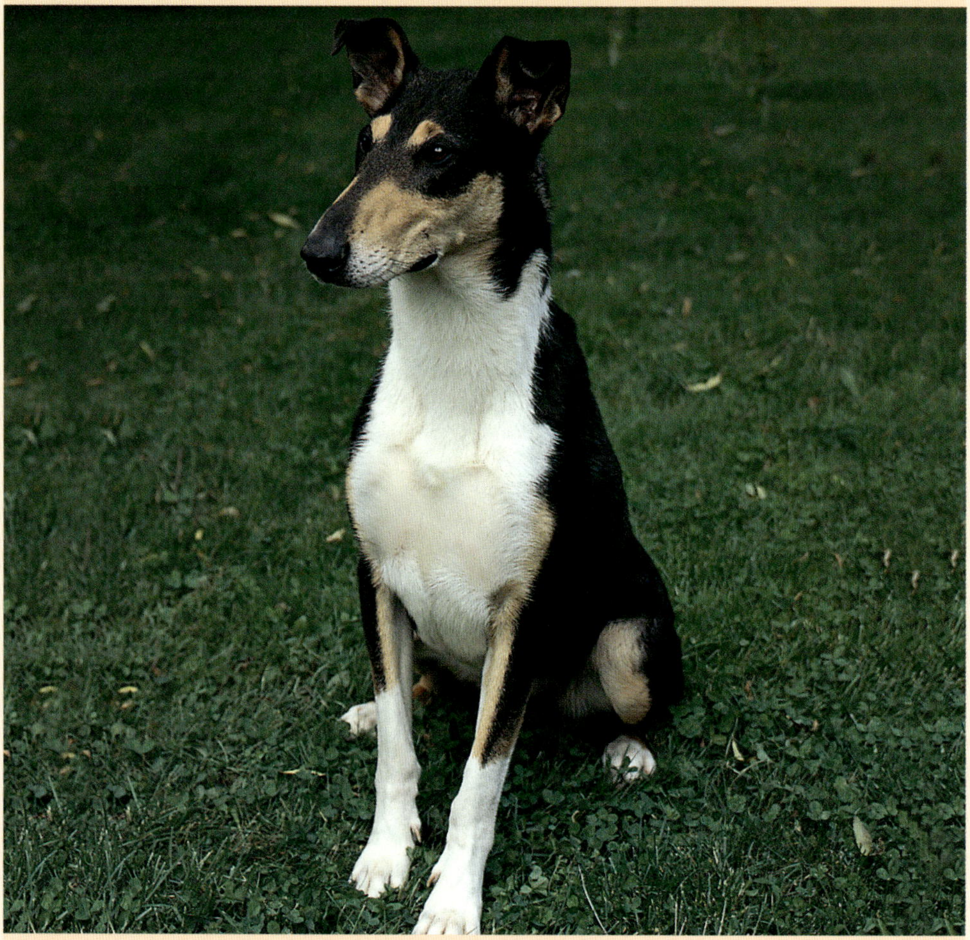

Arsenicum-Typen sind schlank und sehr reinlich.
Foto: Lehari

mehr im Wege stehen. Sie werden feststellen, dass nicht immer alle Symptome hundertprozentig auf Ihren Liebling zutreffen, eine sehr hohe Übereinstimmung muss aber gegeben sein. Sie werden bei jedem Arzneimittelbild besondere Symptome von Krankheiten finden. Wenn Sie meinen, Ihr Hund gehöre gemäß der Beschreibung unter Gemüt/Verhalten diesem Typus an, dann lesen Sie bitte auch die Ausführungen über die genannten Krankheiten mit ihren speziellen Symptomen durch. Sollte Ihr Liebling bereits eine Krankengeschichte haben, dann werden Sie feststellen, dass diese mit der durchgemachten Symptomatik zu dem Arzneimittelbild passt. Hüten Sie sich aber bitte davor, Symptome passend zu interpretieren. Damit ist weder dem Hund noch Ihnen gedient.

Nun sei noch erwähnt, dass einige homöopathische Mittel untereinander eine aufhebende Wirkung haben können. Somit sollten diese Homöopathika nicht zugleich gegeben werden. Diese Mittel finden Sie jeweils unter „Antidot“ aufgeführt.

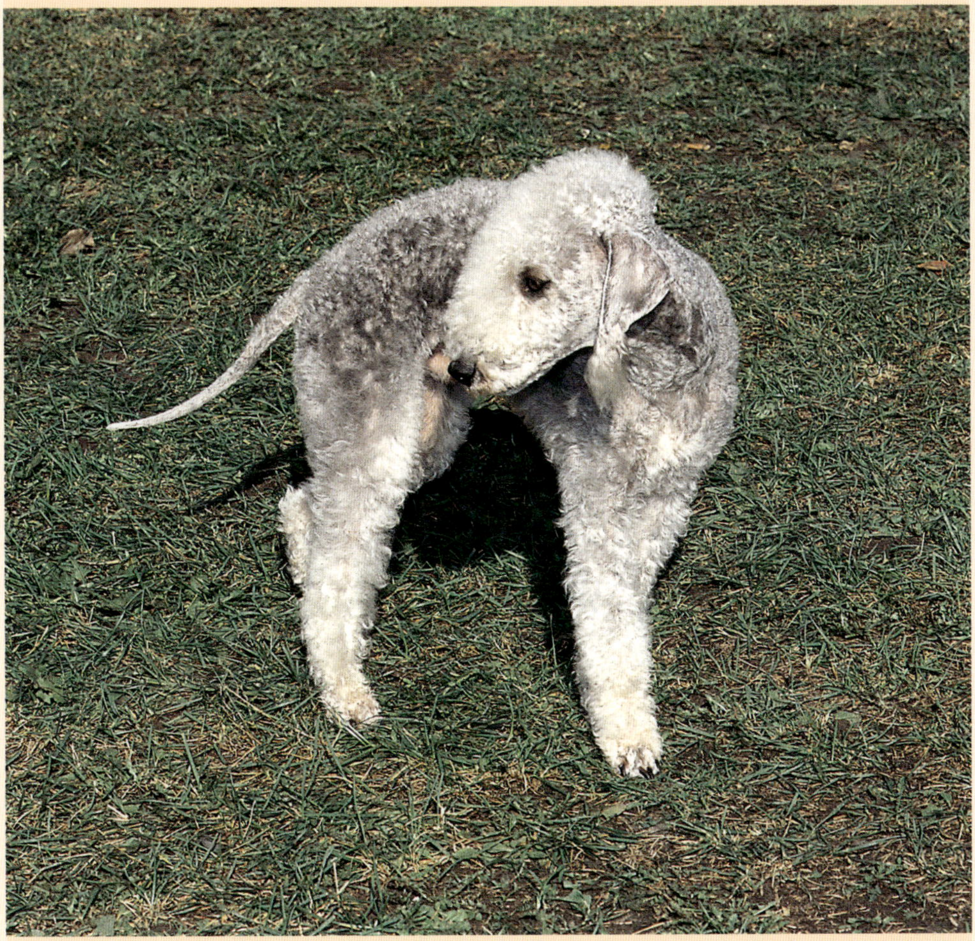

Arsenicum-Hunde reagieren empfindlich auf Tadel.
Foto: Lehari

Arsenicum album

Arsenhaltige Erze werden erhitzt, dadurch wird der „Weißarsenik“ gewonnen. Es ist ein metallähnliches, stahlgraues und natürlich vorkommendes Mineral. Bis zur D3 ist es verschreibungspflichtig.

Gemüt/Verhalten:

Nervös, zierlich, schlank, mager, abgemagert, entkräftet. Sehr reinlich (zwanghaft), im Gegensatz zu Sulfur-Tieren, die es lieben, sich zu wälzen. Ängstlich, eher panisch ängstlich als furchtsam, bei Behandlung jedoch ziemlich gelassen. Jede Annäherung erzeugt Zurückweichen, manchmal findet man Angstbeißer unter diesem Typ. Rastlosigkeit, muss sich ständig bewegen. Freundlicher Hund, der nach Gesellschaft verlangt, Alleinsein verschlimmert. Trost wird zurückgewiesen und kann Aggression hervorrufen. Sehr empfindlich gegen Tadel. Unruhiger Schlaf, besonders nachts zwischen zwei und drei Uhr.

Kopf:

Ödematöse Schwellung des Gesichtes und am Kopf, Jucken der Kopfhaut, umgrenzte kahle Stellen mit trockenen Schuppen. Trockene Mundschleimhaut, zäher, übel riechender Speichel, Ekzeme um den Mund. Zunge trocken, rote Spitze, rote Zahneindrücke. Augen erscheinen wie eingefallen. Lichtscheu, wund machender Tränenfluss, warme Luft bessert. Lider sind rot, chronische Bindehautentzündung mit Ödem, schuppig, borkig. Ohren innen rau, dünner, ätzender Ausfluss, Geräuschempfindlichkeit.

Atmungsorgane:

Kleieartige Schuppen an der Nase. Ekel vor Gerüchen. Nase blutet leicht. Schnupfen (auch nur rechtsseitig) mit brennend scharfen, grünlichen Sekreten. Stockschnupfen, steigt leicht in die Bronchien ab. Hustenanfälle, trockener Husten (besonders nachts). Trockener Husten nach dem Trinken. Husten, sobald sich der Hund hinlegt, Aufrichten bessert. Kurzatmigkeit, erschwerte, mühsame Atmung.

Herz:

Herzklopfen, hörbare Herztöne – auch für Nebenstehende. Kollaps durch Herzschwäche, Zyanose.

Verdauungsorgane:

Ablehnung von Fleisch. Sehr durstig, trinkt häufiger und immer nur wenige Schlucke. Chronische, übel riechende Durchfälle, unstillbar, manchmal mit dunklem Blut. Kot wird in kleinen Mengen und oft abgesetzt. Magen ist aufgetrieben, es wird hier keine Berührung geduldet, außer Wärme.

Harn- und Geschlechtsorgane:

Reichlicher Harndrang, besonders nachts. Spärlicher und brennender Urin. Harnblasenlähmung und nächtliche Inkontinenz alter Hunde. Schwellung der Genitalien (Ödeme an Penis und/oder Hodensack).

Bewegungsapparat:

Krämpfe, Zittern, Schmerzen der Muskeln und Gelenke. Besonders bei nasskaltem Wetter wird der Aufenthalt im Freien gemieden, vielmehr werden warme Plätze aufgesucht. Der Hund steht schwer auf und Steifheit ist zu beobachten.

Haut:

Typisch für dieses Arzneimittelbild ist der brennende Schmerz mit nächtlicher Verschlimmerung. Juckende Absonderungen mit dünnem, wund machenden Sekret, ständig verklebtes Fell. Der Hund versucht sich sauber zu halten, riecht aber trotzdem nach Aas. Das Fell ist stumpf, glanzlos und weich.

Modalitäten:

Besserung durch Wärme, frische Luft, Bewegung. Verschlimmerung durch Kälte, Druck, Berührung, in der Ruhe, in der Nacht.

Antidot:

Opium, Carbo vegetabilis, Nux vomica, Hepar sulfuris

BELLADONNA

Die Tollkirsche gehört zu der Familie der Nachtschattengewächse. Verwendung findet die frische Pflanze während der Blütezeit ohne Wurzel. Bis einschließlich D3 verschreibungspflichtig.

Gemüt/Verhalten:

Unruhe, Überregbarkeit und Überempfindlichkeit der Sinne, der Hund zieht sich gern in dunkle Ecken zurück. Gereiztheit, boshaftes Verhalten mit fast hinterlistigen Zügen. Heftige und unberechenbare Aktionen möglich. Dabei furchtsame Ängstlichkeit, vor allem in der Nacht, bei neuen Situationen und Gegenständen. Ein Hund kann in diesen Situationen ohne Vorwarnung beißen. Diese Hunde sind sehr angriffslustig und steigern sich in ihre Wut und Raserei hinein. Bei Überregung beißen Belladonna-Hunde wild um sich, zerbeißen Gegenstände um sich herum, sogar der Besitzer wird gebissen. Die Unruhe findet sich auch im Schlaf wieder, ein Hund dieses Typs fährt oft erschreckt aus dem Schlaf hoch.

Kopf:

Stark berührungsempfindlich, Kopfgefäße pulsieren, Schleimhäute rot. Überempfindliches Gehör. Reißen-

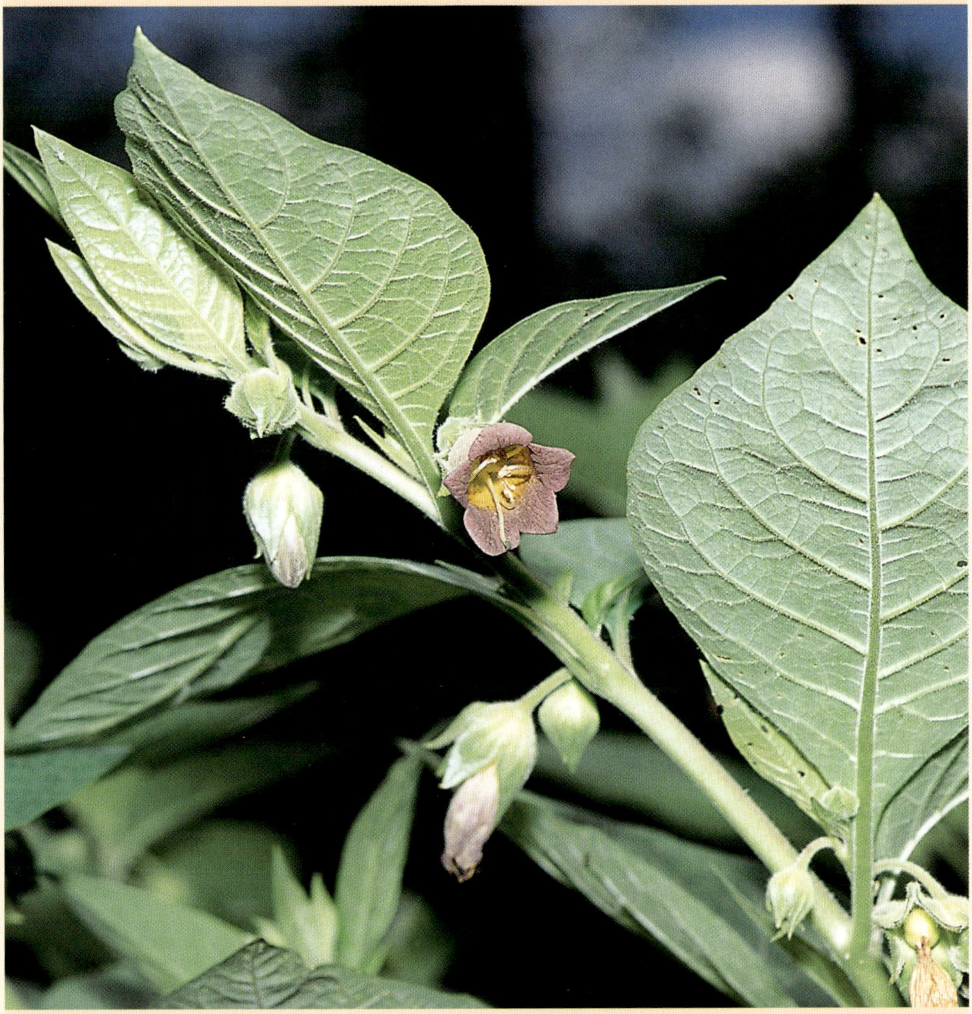

Eine blühende Belladonna-Pflanze. Foto: Widmann

der Schmerz im inneren und äußeren Ohr. Das Ohr ist rot. Der Mund und die Zunge sind trocken, an den Rändern rot. Die so genannte Erdbeerzunge ist sichtbar, zäher Schleim und geschwollene Papillen (warzenartige Erhebungen). Der Hund zeigt auch Schlundkrämpfe, ähnlich der Tollwut, jedoch ohne Speichelfluss. Im Augenbereich kann die Bindehaut von leicht gerötet bis hochrot sein. Lichtempfindlichkeit, weite Pupillen, unbeweglicher und starrer Blick.

Atmungsorgane:

Nase rot, geschwollen, Niesen mit Nasenbluten. Blut ist hellrot. Fließender Schnupfen, der Schleim mit Blut vermischt. Es können plötzlich Kehlkopfkatarrhe entstehen. Lauter, heiserer Husten mit weißem Schleim. Würgen und Niesen, wird durch Ziehen oder Druck am Halsband verschlimmert. Im Bereich der Lunge finden wir hochakute Bronchitis, Lungenentzündung oder Bronchopneumonie. Der Hund hat beim Atmen Schmerzen, dadurch keu-

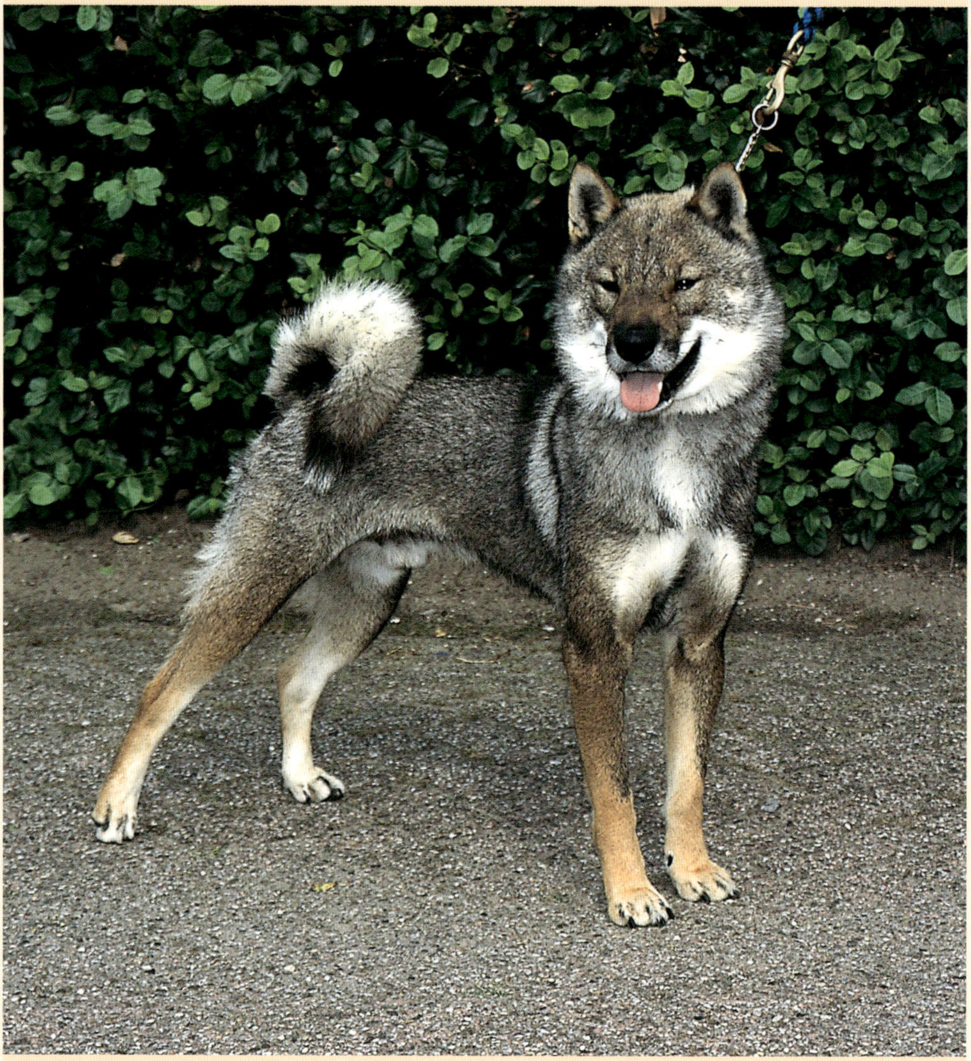

Belladonna-Hunde können manchmal unberechenbar sein.
Foto: Lehari

chende, stoßweise Atmung. Ein quälendes Atmen, jedoch ohne Atemnot. Raue Atemgeräusche und quälender Husten.

Herz:

Starke Kreislaufstörungen durch Ansteigen des Blutdrucks und der Herzfrequenz. Die Herztöne sind pochend. Der Puls ist anfänglich hart und beschleunigt, vor allem bei Fieberzuständen. Besonders die Halsschlagadern sind pochend.

Verdauungsorgane:

Gastritis mit Erbrechen und Würgebewegungen so lange, bis der Magen leer ist. Der Bauch ist aufgetrieben und berührungsempfindlich. Krampfartige Schmerzen bessern sich durch Rückenlage. Es herrscht starkes Verlangen nach kaltem Wasser und Abneigung gegen Fleisch und Milch. Kolikartige Schmerzen mit Blähsucht. Dieser Hund legt sich ungern nieder, er krümmt sich vielmehr zusammen.

Der Kotabsatz ist zunächst fest, wird aber von Durchfall gefolgt, dieser kann eventuell blutig sein.

Harn- und Geschlechtsorgane:

Akute Entzündung der Harnorgane mit ständigem Harndrang. Der Urin ist hell und phosphathaltig. Schmerzen beim Urinieren. Eine Inkontinenz mit dauerndem Tröpfeln kann auftreten. Bei Rüden finden sich harte Hoden, entzündet, hochgezogen sowie fieberhafte Orchitis (Hodenentzündung). Analdrüsenabszesse mit hoher Schmerz- und Wärmeempfindlichkeit. Bei Hündinnen zeigen sich Hitze und Trockenheit der Vagina. Ein schneidender Schmerz, der von einer Seite der Hüfte zur anderen reicht. Die Vagina ist rot. Bei der Läufigkeit ist die Blutung verlängert.

Bewegungsapparat:

Auch hier akute Entzündungen der Gelenke (zum Beispiel Arthritis, Polyarthritis). Gerötet, geschwollen, glänzend und heiß. Es treten akute Lahmheiten auf.

Haut:

Heiß, hellrot, rote bis dunkelrote Flecken, trocken. Es besteht Frösteln mit großem Durst.

Modalitäten:

Besserung durch Ruhe, dunkle Räume, lokale Wärmeanwendungen. Verschlimmerung gegen Abend in Richtung Mitternacht, Zugluft, starke Sonnenbestrahlung, Kälte und Kälteanwendungen.

Antidot:

Aconitum, Camphora, Hepar sulfuris, Hyoscamus, Mercurius, Opium, Pulsatilla

Calcium carbonicum

Hergestellt aus der mittleren, weißen Schicht der zerbrochenen Schale der Europäischen Auster *(Ostrea edulis)*. Es handelt sich um ein chemisch reines Kalkpräparat.

Gemüt/Verhalten:

Grobknochige Hunde, großer Kopf, aufgeblähter Bauch. Schwerfälligkeit und Langsamkeit aller Bewegungen. Spätentwickler, ungeschickte Junghunde, die schnell erschöpft sind, lernen spät gehen, später Zahnwechsel. Schlaffe Muskeln, mehr Fell als Muskeln. Neigung zum Dickwerden, Fettsucht besonders bei jungen Hunden. Starrköpfig, schwer abzurichten. Dieser Typ kann sich nicht lange konzentrieren. Er wehrt sich nicht bei Angriffen, auch wenn er körperlich überlegen ist. Allerdings ist er sehr nachtragend.

Kopf:

Der Kopf ist kalt, besonders rechts. Rote, geschwollene und verhärtete Lider, Wimpern fallen aus. Weiße, dickliche Sekrete, Flecken auf der Hornhaut. Es kann zu Zahnfleischbluten kommen. Bei großen Rassen gibt es Zahnungsprobleme.

Atmungsorgane:

Neigung zu Polypenbildung. Wunde Nasenlöcher, Schnupfen bei verstopfter Nase. Schwäche besonders des mittleren und oberen Teiles der Lunge. Beim Gehen und geringer Anstrengung zeigt sich Kurzatmigkeit. Chronische, schmerzlose Heiserkeit, chronisch geschwollene Mandeln und Schwellungen der Unterzungendrüse im Halsbereich.

Verdauungsorgane:

Berührungsempfindlichkeit und schneidender Schmerz im Bauch, der aufgetrieben ist. Saures Aufstoßen, saures Erbrechen, saurer Durchfall, der ganze Hund riecht sauer. Durchfall meist am Nachmittag, so versucht sich der Hund seiner Toxine zu entledigen. Der Kot enthält unverdaute Bestandteile und ist oft voluminös. Zuerst ist der Stuhlgang hart, dann pastenartig und zum Schluss flüssig. Dieser Hund fühlt sich jedoch besser, wenn er verstopft ist. Abneigung gegen Fleisch und Fett, Milch wird gar nicht vertragen (Verlangen nach Eiern).

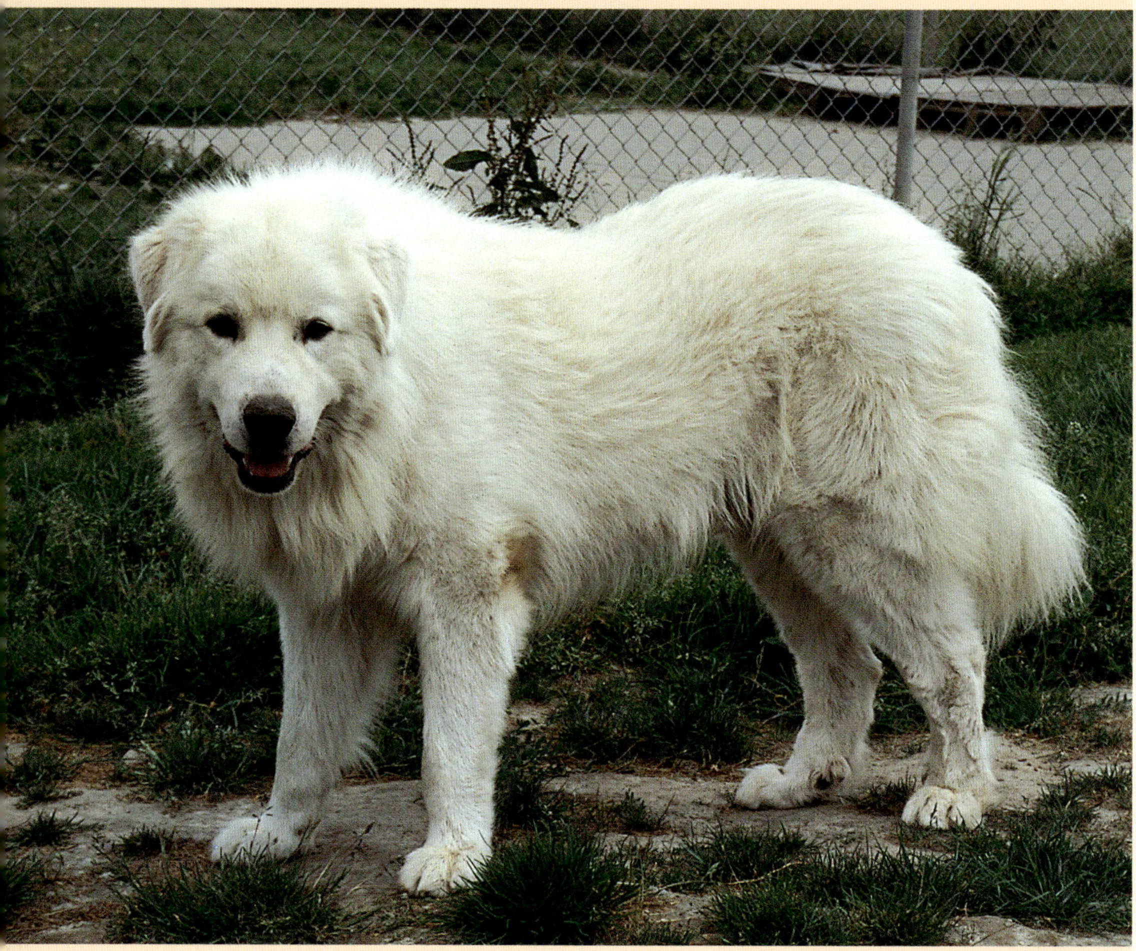

Zum Calcium-Typ gehören meist grobknochige Hunde, die sehr nachtragend sein können. Foto: Lehari

Harn- und Geschlechtsorgane:

Der Urin ist braun, dunkel, sauer und stinkt. Sehr häufiger Harndrang mit nächtlichem Bettnässen. Bei Hündinnen sind die Ovarien groß, aber schwammig, der Uterus ist schlaff und ödematös.

Bewegungsapparat:

Die Extremitäten erscheinen zu dick. Es bestehen Entwicklungsstörungen des Skelettsystems, zum Beispiel langsames Schließen der Fontanelle. Die Pfoten sind kalt. Bandscheibenprobleme im Nackenbereich, Arthritis mit Gelenkveränderungen. Knochen sind krumm.

Haut:

Brüchige Krallen und eine schlecht heilende Haut mit Neigung zu Eiterungen. Alle Verletzungen zeigen eine schlechte Heiltendenz. Neigung zu Atheromen (Talgansammlungen).

Modalitäten:

Besserung im Freien.

Verschlimmerung durch Kälte und Nässe, nach dem Essen, nach Anstrengung.

Antidot:

Bryonia, Nux vomica, Sepia, nicht vor Sulfur geben

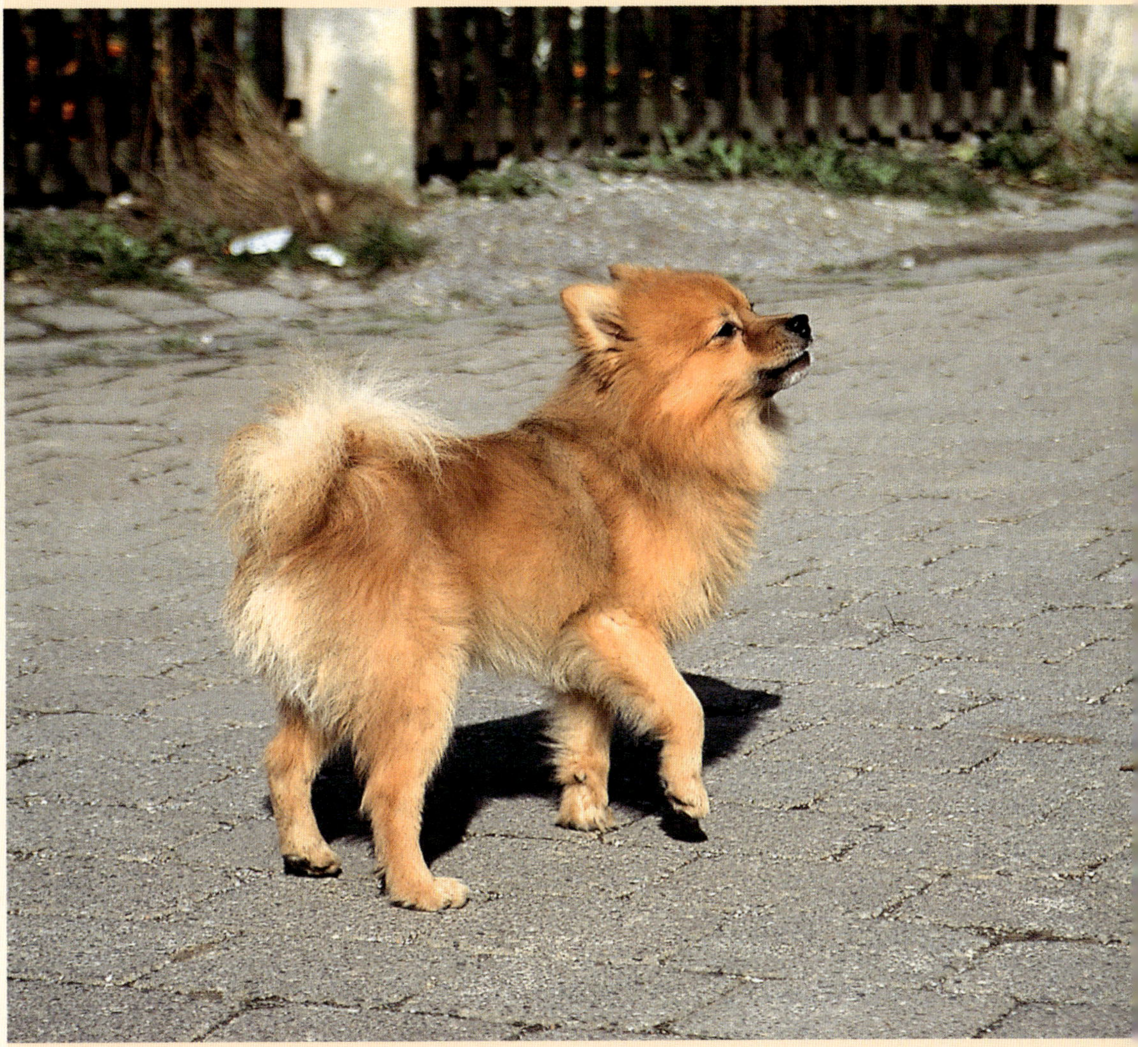

Der Chamomilla-Typ möchte immer im Mittelpunkt stehen.
Foto: Lehari

Chamomilla

Die Echte Kamille gehört zur Familie der Korbblütler. Verwendet wird die ganze blühende, frische Pflanze ohne Wurzel. Die Blütezeit ist von Mai bis Juli.

Gemüt/Verhalten:

Dieser Hund ist reizbar, überempfindlich gegenüber Musik, Lärm, Gerüchen, hellem Licht, Verärgerung, Demütigung, Zorn und so weiter. Ein übel gelaunter Vertreter, der es nicht erträgt, mal nicht im Mittelpunkt zu stehen. Er heult, jault, ist außer sich. Unduldsam gegen Schmerzen und unleidlich durch den Jähzorn und Mangel an Rücksichtnahme. Die Schmerzen stehen dabei oft in keinem Verhältnis zu seinem tatsächlichen Leiden. Aufdringliches Wimmern und Jammern, um ständige Aufmerksamkeit des Besitzers zu erlangen. Wenn diese Methode nicht zum Erfolg führt, wird von dem Hund sehr deutlich durch demonstratives Markieren und Koten darauf verwiesen. Trotz der Forderung nach intensiver Zuwendung ist dieser Typ nicht gerne in Gesellschaft. Vor Besuch versteckt er sich, Annäherungsversuchen oder nur einem freundlichen Blick begegnet er mit Aggressivität. Ängstlichkeit im Dunkeln, schreckt aus dem Schlaf, schreit auf und fordert dann nachdrücklich Gesellschaft. Trösten oder Beruhigung verschlimmern Zornausbrüche. Chamomilla-Hunde machen gerne Dinge, von denen sie genau wissen, dass sie sie nicht dürfen. Die Neigung zu solch übersteigerten und übertriebenen Reaktionen sowie heftigen Wutausbrüchen ist eine Voraussetzung für eine erfolgreiche Anwendung dieses Mittels.

Kopf:

Hautausschläge im Gesicht- und Nackenbereich, schorfige und entzündete Lidränder. Zunge gerötet mit Bläschen. Augenlider morgens mit eitrigem Schleim zusammengeklebt. Zucken der Lider, verengte Pupillen. Zahnwechsel mit Entzündungen der Mundschleimhaut, mit grünem Durchfall, der nach faulen Eiern riecht. Zahnschmerzen schlimmer bei Wärme, zum Beispiel wenn etwas Warmes in den Mund kommt. Reißende Ohrenschmerzen, sehr heftig und schmerzhaft, starke Schmerzäußerung trotz scheinbar geringer Befunde. Ohrenschmerzen durch Erkältung hervorgerufen.

Atmungsorgane:

Verstopfte Nase, Stockschnupfen mit zäh-klebrigem Ausfluss. Harter, trockener Husten, insbesondere zu Beginn der Nacht, weckt den Patienten nicht auf. Pfeifen und Giemen in der Luftröhre.

Verdauungsorgane:

Durch Ärger und Aufregung heftige, krampfartige und schmerzhafte Kolik. Faulig sauer riechende Blähungen, gehen in kleinen Mengen ab, ohne Erleichterung zu bringen. Erbrechen von Futter und Galle. Schmerzhaftes Aufstoßen, ohne Erleichterung zu bringen. Grünlicher, schleimiger Durchfall, der nach faulen Eiern riecht und ebenfalls nach Ärger auftreten kann.

Harn- und Geschlechtsorgane:

Kolikartige Schmerzen in der Gebärmutter mit Abgang von dunklem Blut. Pressen und Drängen der Gebärmutter wie Wehen, dabei häufiger Harndrang. Gesäuge hart, schmerzhaft, blutgefüllt. Schwache Wehen, während Geburtsvorgang Unruhe und ängstliche Reizbarkeit. Die gereizte Hündin hält die Milch zurück, wenn die Welpen trinken wollen.

Bewegungsapparat:

Steifheit der Vordergliedmaßen. Lähmungsartige Schwäche in den Gliedmaßen. Muskelrheumatismus, rheumatische, anfallsweise einsetzende Schmerzen der Muskeln, Sehnen und Knochen mit Fieber und Benommenheit.

Haut:

Unterschiedliche Temperaturverteilung, einige Stellen brennend heiß, andere kalt. Neigung zur Wundheit in den Hautfalten um den Anus. Schlechte Heiltendenz der Haut.

Modalitäten:

Besserung durch feuchtwarmes Wetter, Fasten. Verschlimmerung durch Wind, Aufregung, Zorn.

Antidot:

Aconitum, Champhora, Coffea, Gelsemium, Ignatia, Nux vomica, Platinum, Pulsatilla

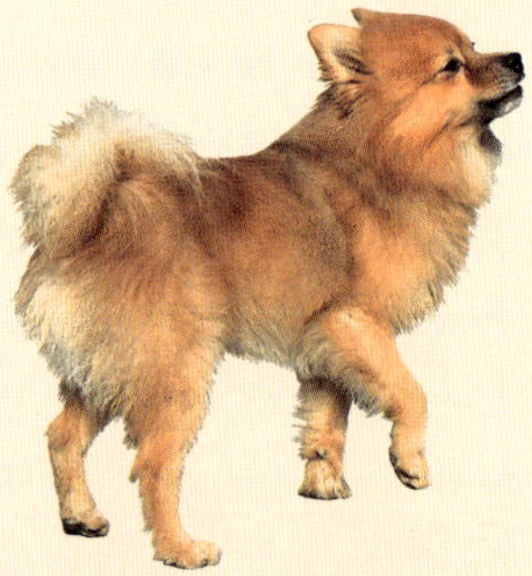

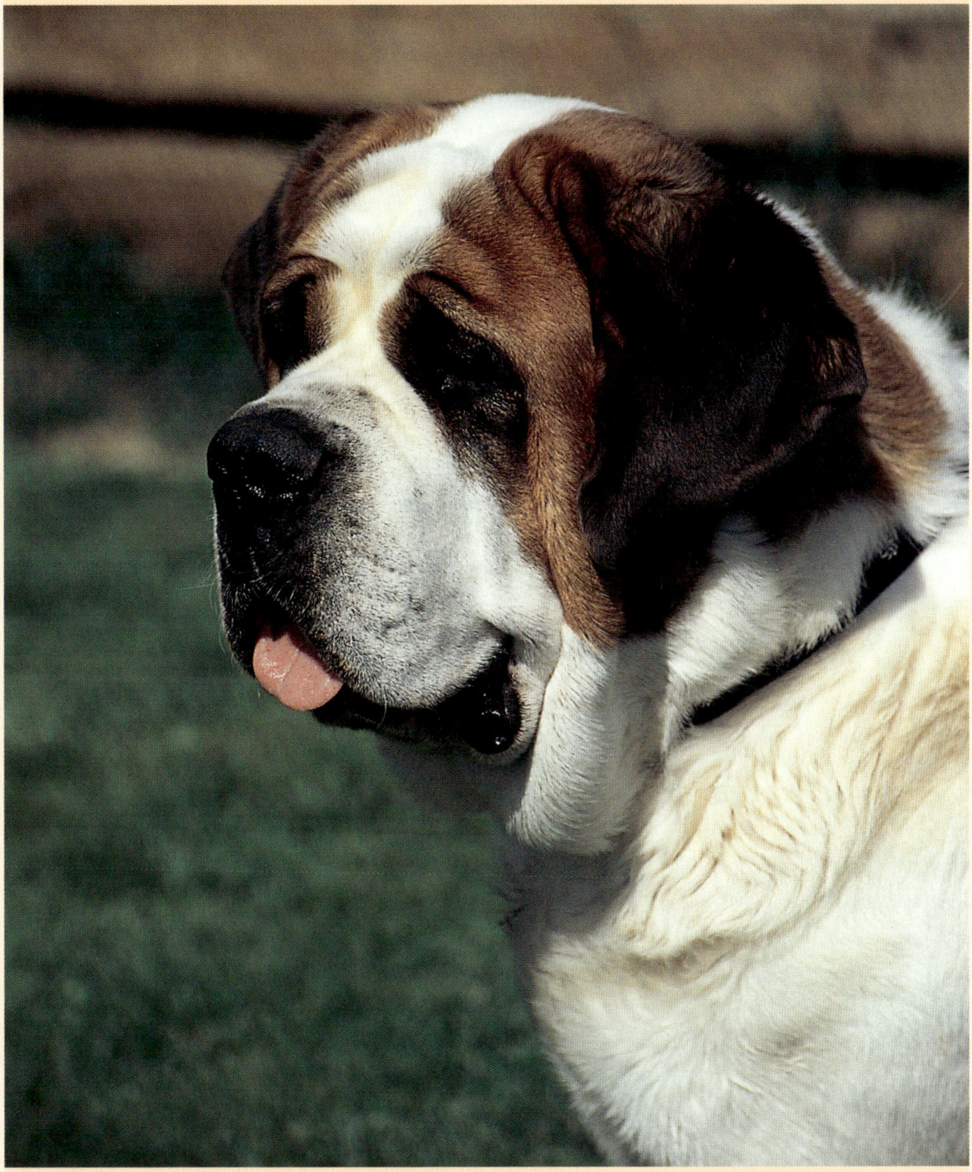

Der Graphites-Typ ist behäbig und liebt die Gemütlichkeit.
Foto: Lehari

GRAPHITES

Verwendet wird fein gemahlener Graphit. Dieser ist eine Form des Kohlenstoffes, schwarzgrau und beispielsweise in Graphitgestein enthalten.

Gemüt/Verhalten:

Bei diesem Hund herrscht eine gewisse Ängstlichkeit. Er ist furchtsam und leidet unter Entscheidungsschwäche. Seine Stimmung ist traurig. Es besteht ein Widerwille gegen den Deckakt. Dieser Typ ist ruhig, liebt Gemütlichkeit, wirkt behäbig und stur. Irgendwie hat er ständig Hunger, weshalb man bei diesem Hund durchaus den eher dicklichen Typ antrifft. Hauptbestandteil seiner Lebensart sind die Nahrungsaufnahme und das Schlafen. Er legt sich nicht gerne mit Konkurrenten an.

Kopf:

Künstliches Licht ist unerträglich, Augenlider und Lidränder sind geschwollen und rissig. Die Bindehäute sind trocken und brennen. Es besteht eine Neigung zu Gerstenkörnern. Bei den Ohren finden sich Entzündungen des äußeren Gehörganges und am Ohrgrund. Hörstörungen sind mit chronischem Ohrenausfluss verbunden, dieser riecht nach Heringslake. Übler Mundgeruch (wie Urin).

Atmungsorgane:

Die Nasenlöcher sind wund, aufgesprungen. Übel riechender Nasenausfluss, Nase dabei trocken, chronischer Schnupfen.

Herz:

Heftiges Pulsieren des Herzens, jedoch ohne Kreislaufschwäche.

Verdauungsorgane:

Dieser Hund trinkt, um sich innere Kühlung zu verschaffen. Es besteht eine Abneigung gegen Fleisch und Süßigkeiten. Kolikartige Magenschmerzen, die durch Futteraufnahme besser werden. Auch das saure Aufstoßen, mit vermehrtem Speichelfluss und Geruch nach faulen Eiern, wird durch Nahrungsaufnahme gebessert. Der Stuhl ist hart und knollig.

Haut:

Typische Hauterkrankungen mit krustiger Absonderung, honigartiges, klebriges Sekret, das zu Borken erstarrt. Die ganze Haut ist ungesund, neigt zu Eiterungen. Sie ist trocken und ohne Schweißneigung. Besonders in der Wärme Jucken sowie juckende Ausschläge rund um den Anus. Hauterkrankungen finden sich meistens an der Beugeseite, hinter den Ohren und an den Körperöffnungen. Risse zwischen den Zehen und spröde, verformte Nägel. Allgemeiner Haarausfall bei dicken, brüchigen Haaren.

Modalitäten:

Besserung in der Nacht.
Verschlimmerung durch Wärme.

Antidot:

Aconitum, Arsenicum, Nux vomica

IGNATIA

Die Ignatia-Bohne gehört zu der Familie der Brechnussgewächse. Verwendet werden die Samen, die eiförmig und braungrau bis schwarz sind. Bis einschließlich D3 verschreibungspflichtig.

Gemüt/Verhalten:

Bei diesem Hund stehen die psychischen Symptome im Vordergrund. Die Stimmung wechselt zwischen den Extremen. In einem Moment himmelhoch jauchzend, im nächsten zu Tode betrübt. Ursache dieser psychischen Symptome können der Verlust einer Bezugsperson, unerwiderte Gefühle oder der Wechsel in eine andere Umgebung sein. Der Hund hat eine Neigung zu stillem Kummer, er kommt über eine Kränkung nicht hinweg. Ignatia-Hunde vertragen keinen Trost, sie ziehen sich zurück, werden aber nicht aggressiv. Diese Tiere sind gerne allein, sondern sich ab. Widerspruch macht böse. Die ganze Nacht ist der Schlaf sehr unruhig, böse Träume sind schuld daran. Nach dem Schlaf sind die Tiere mürrisch. Typisch ist das Auftreten der Symptome immer zur selben Zeit (jeden Tag zur selben Stunde). Ignatia ist eher ein „weibliches"

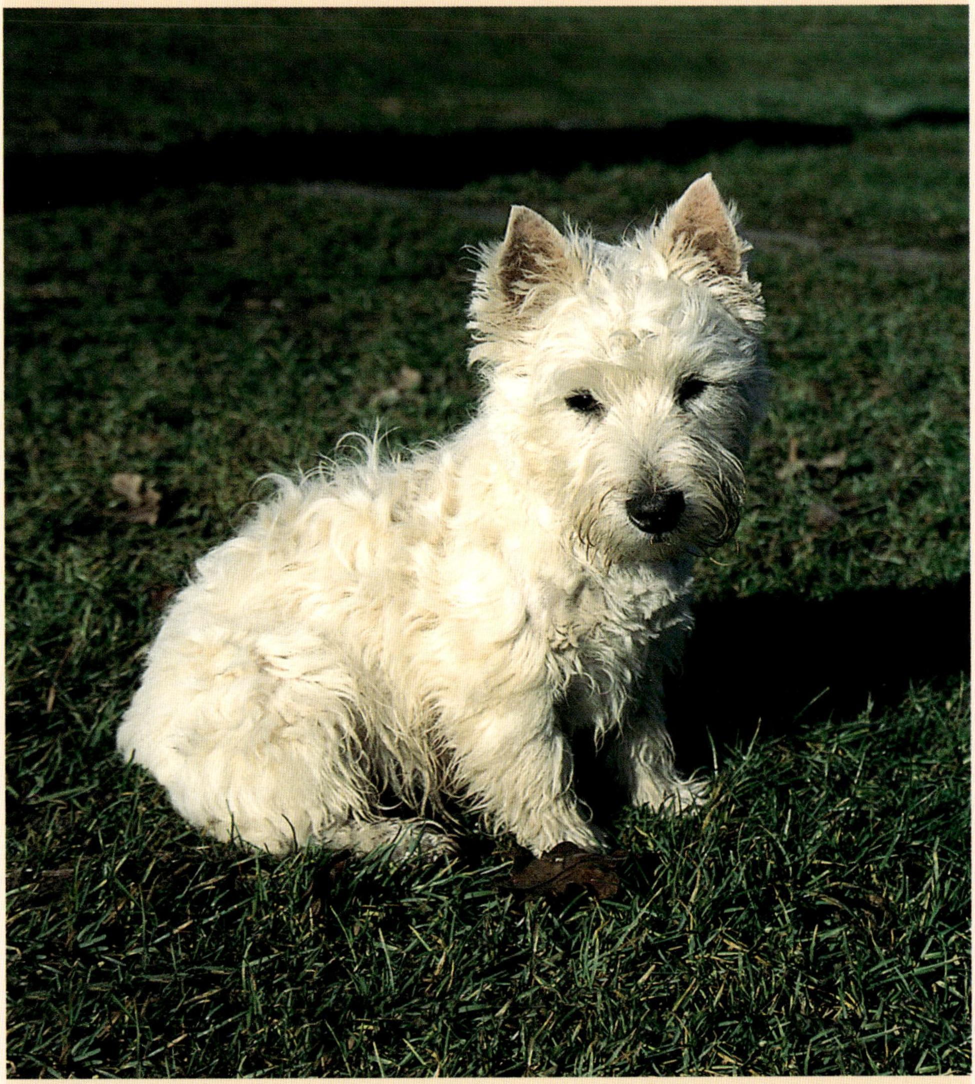

Beim Ignatia-Hund kann die Stimmung extrem schwanken.
Foto: Lehari

Mittel, das heißt, wir finden es meistens bei Hündinnen. Diese sind freundlich, schüchtern, etwas introvertiert und wollen allein sein. Alle Symptome treten plötzlich auf.

Kopf:

Kopfschmerzen, als ob ein Nagel eingetrieben würde. Für uns erkennbar dadurch, dass der Hund auf der betroffenen Seite oft das Auge zusammenkneift oder eine Lefze hochzieht. Bei den Augen besteht eine Lichtempfindlichkeit und nächtliches Zukleben der Lider.

Atmungsorgane:

Trockener, hohler, krampfartiger Husten, dieser scheint noch mehr Husten hervorzurufen. Fast kein Schleim. Schlimmer im Liegen und abends.

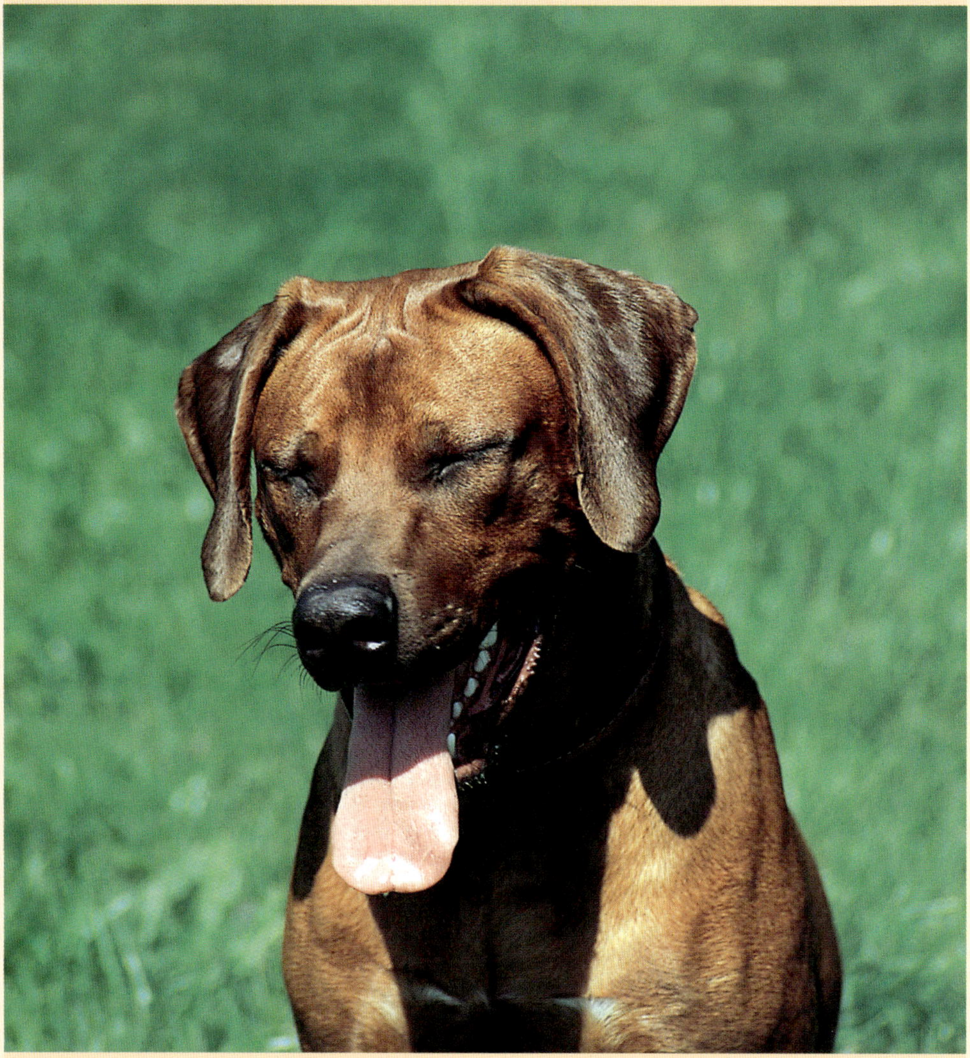

Kopfschmerzen und Lichtempfindlichkeit können Merkmale des Ignatia-Hundes sein. Foto: Lehari

Harn- und Geschlechtsorgane:
Bei Rüden findet man eine Schwäche der Geschlechtsorgane. Diese Rüden wirken feminin. Bei der Hündin finden wir Scheinträchtigkeiten. Die Ignatia-Dame reagiert auf Erkrankungen der Eierstöcke oder der Gebärmutter mit psychischer Abartigkeit. Es ist ein ideales Mittel bei Scheinträchtigkeit für die psychische Komponente. Die Hündin beginnt ohne ersichtlichen Grund zu jaulen. Der sonst liebe Hund wird aggressiv, ungehorsam und reizbar. Auch hier treten die Symptome meist aus heiterem Himmel auf. Die Läufigkeit setzt früher als erwartet ein. Als Reaktion auf die innere Spannung treten typischerweise Hautbeschwerden auf. Die Hündin beginnt zu lecken und zu kratzen. Es wird an verschiedenen Stellen geknabbert, dies kann bis zur Selbstverstümmelung gehen. Auf-

fällig ist in diesem Fall die geringe Schwellung des Gesäuges. Die Ignatia-Hündin wird meist nur einmal im Jahr läufig.

Bewegungsapparat:

Wandernde Schmerzen, die durch Bewegung schlimmer werden. Vor dem Einschlafen Zucken der Glieder. Krämpfe werden durch Schreck ausgelöst.

Haut:

Hier findet sich eine Hypersensibilität, Jucken, Wundheit der Vagina. Auch Juckreiz am After. Diese Hunde zeigen das Schlittenfahren. Leckdermatitis mit psychischer Ursache.

Modalitäten:

Besser durch Wärme, starken Druck, Schlucken, Harnabgang.

Schlechter durch Bewegung, starke Gerüche, Kummer, morgens.

Antidot:

Arnica, Camphora, Chamomilla, Coffea, Nux vomica, Pulsatilla

Lycopodium

Der Keulenbärlapp gehört zur Familie der Bärlappgewächse. Verwendung findet die Tinktur aus den zerriebenen reifen Sporen.

Gemüt/Verhalten:

Dieser Hund ist ein Griesgram. Er hat kein Selbstvertrauen und kleine Rückschläge werfen ihn weit zurück. Er ist misstrauisch und argwöhnisch, sehr scheu, aber auch sehr intelligent. Er kann nicht allein sein. Dieser Typ ist sehr oft deprimiert und traurig. Durch seine Reizbarkeit und Eigensinnigkeit kann er keinen Widerspruch ertragen. Es sind nachtragende und rachsüchtige Tiere. Allerdings greifen sie nie ohne Vorwarnung an, sie warnen durch Knurren und drohen vorab. Dieser Hund hat Angst vor Kleinigkeiten, Lärm, Menschenmengen oder wenn man sich ihm nähert. Er kennt seine Schwächen, versteckt diese aber gut und wirkt so dominant und provozierend. Es handelt sich um einen Morgenmuffel mit großer Tagesschläfrigkeit und Schlaflosigkeit in der Nacht. Dieser Hund rennt zur Futterschüssel, frisst ein paar Bissen und tritt dann angeekelt wieder zurück. Lycopodium-Hunde sehen älter aus, als sie sind, haben tief liegende Augen, einen schmalen Oberkörper und einen halbkugeligen Bauch.

Kopf:

Die Zunge kann trocken und geschwollen sein. Die Lidwinkel sind rot und entzündet. Gerstenkörner finden sich nahe dem Lidwinkel. Um die Augen ist die Haut auffallend gelb gefärbt. Im Bereich der Ohren treten dicke, übel riechende Absonderungen und hinter den Ohren Ekzeme auf. Ohrenschmerzen nach Kälte, meistens nur das rechte Ohr oder rechts beginnend und dann wechselnd auf die linke Seite. Ab 16 Uhr steigern sich die Schmerzen.

Atmungsorgane:

Die Nase ist in der Nacht verstopft, es wird mit offenem Mund geatmet. Rasseln in der Brust. Lauter Husten in der Nacht mit grünlich gelbem Auswurf. Chronische Mandelentzündung, Mandeln zeigen weiße Stippchen, die stinken. Meistens rechte Mandel betroffen.

Verdauungsorgane:

Es besteht Verlangen nach Süßem, dieses wird aber nicht vertragen. Widerwille gegen Fleisch. Dieser Hund ist wählerisch beim Futter und lehnt bestimmte Nahrungsmittel ab. Fett wird nicht vertragen. Er hat Heißhunger und zugleich Ekel, ist voll nach jedem Bissen. Unterfunktion der Magendrüsen durch chronische Gastritis und schlaffe Magenmuskulatur. Diese Unterfunktion

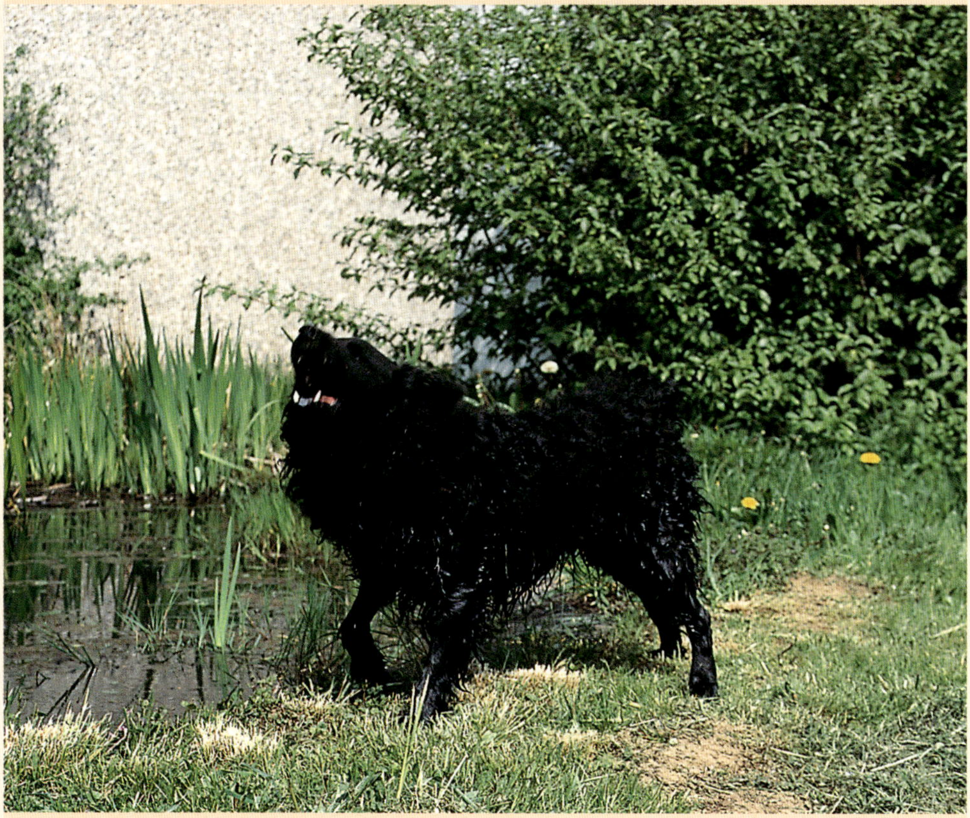

Lycopodium-Hunde wirken oft dominant und provozierend. Foto: Lehari

führt zu einer Fehlgärung, für uns erkennbar durch auffallend starke Blähungen mit Durchfall nach einem zunächst normalen Kotabsatz. Blähungen bringen keine Erleichterung.

Harn- und Geschlechtsorgane:

Der Urin ist dunkel, konzentriert und sedimentreich (feststellbar durch einen Urin-Teststreifen). Der Urin wird ohne Druck abgesetzt und es bestehen Rückenschmerzen beim Urinieren.

Bewegungsapparat:

Die Glieder sind steif, Ruhe verschlimmert. Eine Pfote ist kalt, die andere heiß. In den Extremitäten Taubheit, Ziehen und Reißen.

Haut:

Sie erscheint schlaff und welk. Juckreiz bei unveränderter Haut, das liegt an der Ausscheidungsaufgabe, welche die Haut übernehmen muss. Die Haut wirkt unheilbar. Das Fell ist stumpf, die Haare sind wie abgebrochen (vom Kratzen). Hautprobleme finden sich häufig an der Schulter, manchmal nässende Ekzeme. Chronische Ekzeme aufgrund einer Magen-, Leber- oder Nierenstörung.

Modalitäten:

Besser durch Bewegung, nach Mitternacht, nach dem Urinieren. Verschlimmerung von rechts nach links, von oben nach unten, warme Räume.

Antidot:

Aconitum, Camphora, Causticum, Chamomilla, Coffea, Graphites, Pulsatilla

Nux vomica

Die Brechnuss, auch Krähenauge genannt, gehört zur Familie der Brechnussgewächse. Verwendung findet der getrocknete Samen. Daraus wird als Ausgangsstoff eine Tinktur hergestellt. Bis einschließlich D3 verschreibungspflichtig.

Gemüt/Verhalten:

Dieser Hund hat einen übersteigerten Ehrgeiz. Nervöse Reizbarkeit, zornig, ärgerlich, mürrisch, leicht beleidigt, autoritär und intolerant. Er versucht die Gereiztheit zu verbergen, rastet aber bei Widerspruch aus. Er wird ungeduldig, wenn andere sein Problem nicht schnell genug erkennen. Kleinste Beschwerden sind unerträglich. Es besteht eine Berührungsempfindlichkeit am ganzen Körper. Solch ein Hund lässt sich bei einer Untersuchung eher umfallen als anfassen. Typisch ist der gekrümmte Rücken. Es kann aber auch eine erstaunliche Toleranz bei einer Untersuchung vorkommen. Er steht zwar völlig verspannt da, lässt aber alles über sich ergehen. Wenn man den Hund dann aus der Untersuchung entlässt, entlädt er seine Aggression sofort an Artgenossen oder Gegenständen. Nux-vomica-Typen werden gerne als das männliche Gegenstück zu Ignatia angesehen. Bekannten Menschen gegenüber ist er lieb und anhänglich. Bei fremden Personen wirkt er ängstlich und schreckhaft. Hier zeigt sich seine Unsicherheit. Wenn die Gäste gehen, dann kann es sein, dass dieser Hund von hinten nachschnappt. Seine Dominanz ist meistens Bluff, kann aber schnell in Aggression umschlagen. Er sucht auch gerne Streit mit Artgenossen. Alleinsein ist nicht seine Stärke, er bellt und reagiert mit Zerstörung. Häufig haben diese Hunde eine schlimme Vergangenheit, zum Beispiel Misshandlung, Tierheim oder Besitzerwechsel. Im Leben eines Nux-vomica-Hundes ist gutes und reichliches Essen ein wichtiger Faktor. Dadurch entstehen jedoch so manche Störungen im Verdauungstrakt.

Kopf:

Die Zunge ist belegt und es herrscht ein übler Mundgeruch. Nach dem Essen kann es zu Schwindel kommen, der Hund wirkt wie betrunken und schwankt beim Gehen. Kopfschmerzen treten mit Übelkeit und teilweise Erbrechen auf, Bücken verschlimmert. An den Ohren kann Juckreiz auftreten. Augenleiden treten mit Leberleiden zugleich auf. Es herrscht Lichtscheu und ein trockenes Gefühl in den Augenwinkeln.

Atmungsorgane:

Schniefen nach Einwirkung trockener Kälte, Empfindlichkeit gegen kalte Luft. Erkältungen machen benommen. Die Schleimhaut ist trocken, rau, wund und kratzend. Die Nase ist trocken, in warmen Räumen verstopft. Es finden sich dicke, schleimige Sekrete. Trockener Reizhusten sowie verstärkte Atmung durch Atemzentrumreizung.

Herz:

Hervortreten der Venen, Blutdrucksteigerung und Pulsverlangsamung (durch Vagusreiz).

Verdauungsorgane:

Hunger trotz vorhandener Übelkeit, Fressen macht Übelkeit. Das Futter liegt wie ein Stein im Magen, für ein bis zwei Stunden Völlegefühl, in dieser Zeit ist auch der Leib aufgetrieben. Häufig kommt es zu Würgen und Erbrechen von Futter, Schleim oder Galle. Trotz Erbrechen kein Durst vorhanden. Nach dem Erbrechen ist dieser Hund schläfrig und reagiert auf Störungen manchmal mit Aggression. Er mag gerne Fettes, verträgt es aber nicht. Obstipation (Verstopfung) durch unregelmäßige Darmperistaltik (Darmbewegung).

Harn- und Geschlechtsorgane:

Qualvoller Harndrang. Gereizte Harnröhre, häufiger Harnabsatz mit wenig Urin, obwohl die

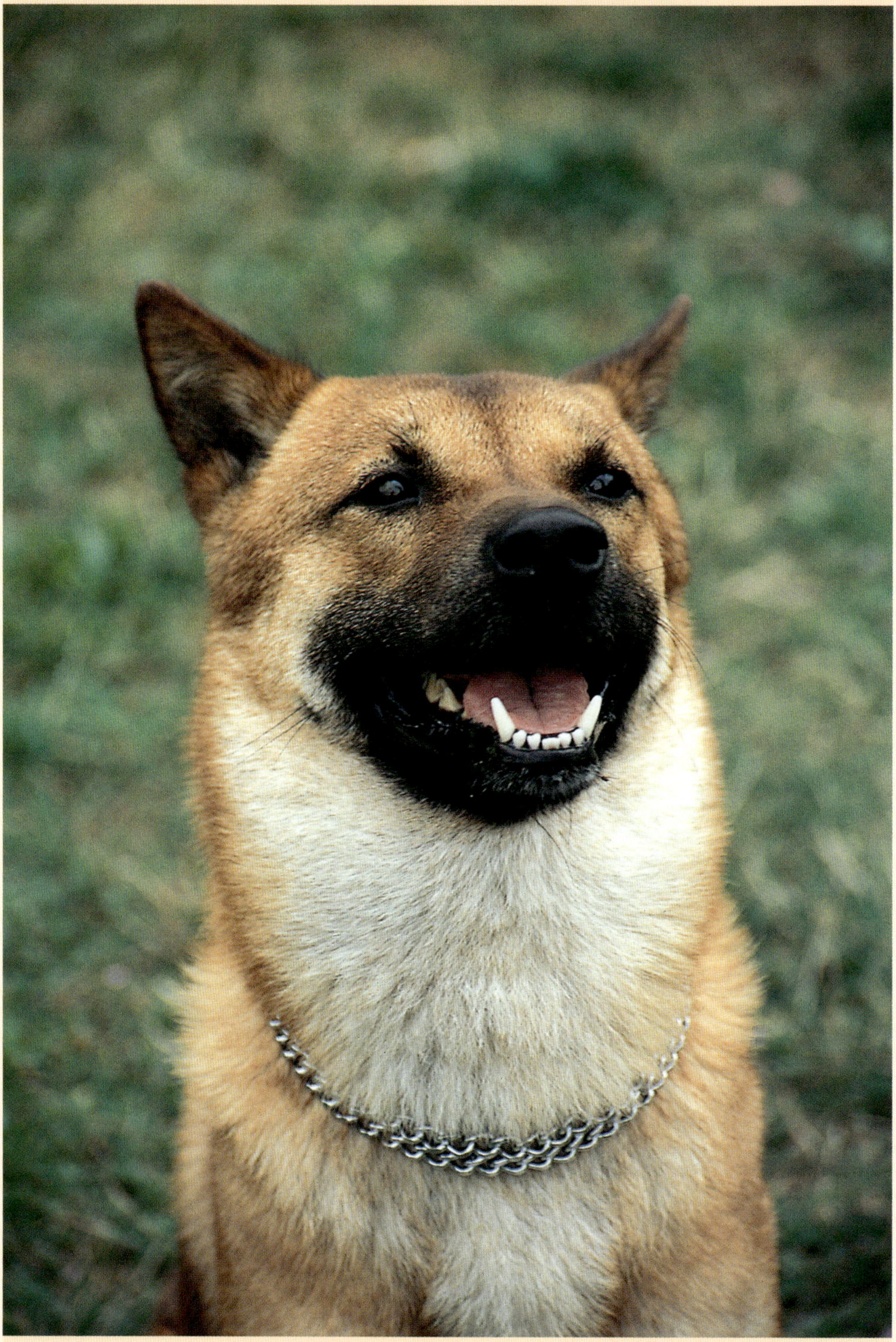

Streitsüchtige Hunde gehören häufig zum Nux-vomica-Typ. Foto: Lehari

Blase voll ist. Nierenkoliken, die in die Genitalien ausstrahlen. Es findet sich ein starker Geschlechtstrieb.

Bewegungsapparat:

Besonders bei wechselhaften Lahmheiten passt Nux vomica. Die Hinterpfoten sind mal ganz schlaff, dann wieder ganz steif. In den Kniegelenken hört man ein Knacken und die Pfoten schleifen beim Gehen. Bei einem Bandscheibenvorfall passt dieses Mittel. Noch bevor die Rückenschmerzen auftreten, ist ein steifer und trippelnder Gang zu beobachten. Es kommt zu Problemen vor allem beim Aufstehen, beim Hinlegen und bei Drehungen. Beim Treppensteigen zögert der Hund. Wenn er aber einmal beim Laufen in Gang gekommen ist, kann er auch einigermaßen vorankommen.

Modalitäten:

Besser beim Hinlegen, bei feuchtem Wetter, abends, bei Ruhe. Verschlimmerung morgens, um vier Uhr beim Erwachen, bei Ärger, Geräuschen, Berührung, Kälte, Zugluft, trockenem Wetter, in kalter Luft.

Antidot:

Cocculus, Coffea, Ignatia

PHOSPHORUS

Der gelbe Phosphor gehört zu den Mineralien. Es ist eine weiche, wachsartige Substanz, die im Dunkeln leuchtet.

Bei einer Verreibung kann es zu spontaner Entflammung kommen. Aus diesem Grund wird die erste Verdünnung mit einer Mischung aus Alkohol und Glyzerin im Verhältnis 1:1.000 vorgenommen. Dies entspricht einer D3 und ist bis einschließlich dieser Potenz verschreibungspflichtig.

Gemüt/Verhalten:

Ein Schlüsselsymptom dieses Typs ist die Angst und deren Folgen. Der Hund kommt einfach nicht zur Ruhe, seine nervöse Betriebsamkeit entspringt der Angst. Von allen Arzneimitteltypen verträgt der Phosphor-Hund das Alleinsein am schlechtesten. Er bellt und jault dann oder zerlegt die Wohnung. Aber auch die Angst vor Gewitter, Knall und Donner sind sehr stark, der Hund könnte dann sogar beißen. Licht und Geräusche erzeugen eine Überregbarkeit, Gerüche ekeln den Hund an. Er kann keine Sekunde ruhig sitzen bleiben. Dauernd springt er auf und rennt herum, ohne dass ein Grund dafür zu erkennen wäre. Auch kann man das Schnappen nach eingebildeten Fliegen beobachten. Das Arbeiten mit diesem Hund ist fast unmöglich. Er lässt sich von allem und jedem ablenken, kann sich nicht konzentrieren. Das Gelernte wird schnell wieder vergessen. Bei den Spaziergängen fragt man sich, wer mit wem ausgeht. Dieser Hund zieht seinen Besitzer, ständig im Halsband hängend, durch die Gegend. Dabei ist er sehr anhänglich, fordert seine Streicheleinheiten auch gerne ein. Phosphor-Hunde sind sehr wasserliebend und extreme Schneefresser. Meistens sind diese Tiere schlank, feingliedrig und hoch aufgeschossen. Das Fell ist seidenweich, glänzend und meist hell oder rötlich.

Kopf:

Die Zunge ist trocken, braun oder weiß belegt. Nach Zahnextraktionen hält die Blutung lange an. Die Augen sind eingefallen, die Pupillen erweitert. Ohrenschmerzen bessern sich in freier Luft und durch Reiben, warme Räume verschlimmern den Schmerz.

Atmungsorgane:

Durch den trockenen Rachen ist das Schlucken schmerzhaft. Die Schleimhaut des Nasentraktes ist geschwollen, es kommt zu glasigem, weißem,

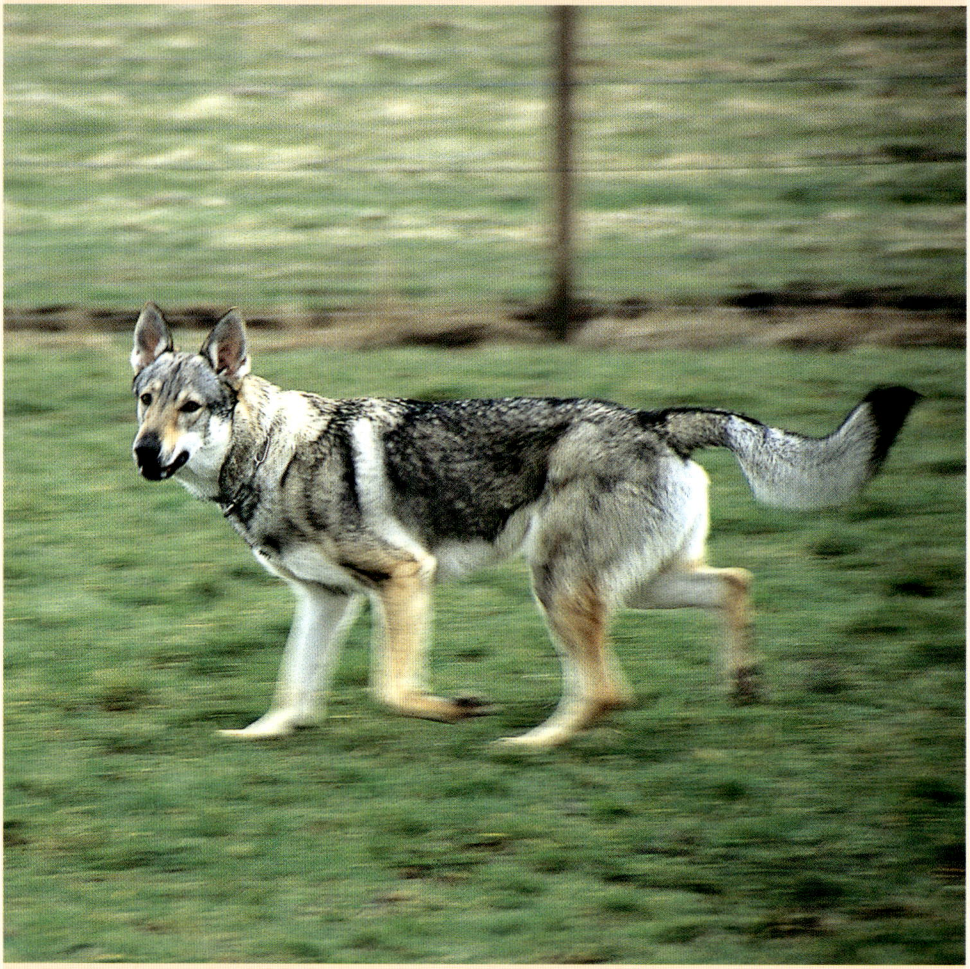

Der Phosphorus-Hund zeichnet sich durch nervöse Betriebsamkeit aus. Foto: Lehari

sehr zähem Ausfluss. Trockener, schmerzhafter Husten verschlechtert sich durch den Wechsel von warm zu kalt. Der Husten ist hohl und rau. Wenn Auswurf vorhanden ist, dann ist er zähschleimig und blutstreifig. Der Husten wird unterdrückt und verschlechtert sich zum Abend hin. Die Atmung ist kurz und mühsam. Typisch ist eine vermehrte Beteiligung der linken oberen Lungenhälfte bei einem akuten Bronchialkatarrh. Auch kann es zu akuten Lungenödemen oder Lungenemphysemen kommen.

Herz:

Herzschwäche, rechte Herzkammer erweitert. Kann vor Herzklopfen nicht links liegen. Es kann zu drohendem Kollaps mit Lungenrasseln, Atemnot, Beklemmung und Angst kommen. Der Puls ist schwach und weich.

Verdauungsorgane:

Verlangen nach kaltem Wasser. Dieses wird jedoch wieder erbrochen, sobald es sich im Magen erwärmt hat. Es besteht ein Hungerschmerz, der Hund kann zu jeder Zeit fressen.

Allerdings werden immer nur kleine Mengen aufgenommen. Der Leib ist hart und gespannt. Viele Blähungen, Verstopfung mit Bleistiftstühlen. Durchfall ist schmerzlos. Er ist grün, stark stinkend und schießt wie von einem Hydranten ins Freie. Anschließend ist der Hund geschwächt.

Harn- und Geschlechtsorgane:

Es kommt zu häufig übel riechendem Harnabgang. Harn wechselt die Farbe und Konzentration, ist eiweißhaltig. Unwillkürlicher Abgang oder Blutharn nach Verkühlung ist möglich. Vor allem nachts kommt es zu unwillkürlichem Urinieren. Bei Rüden ist der Geschlechtstrieb leicht gesteigert, meistens allerdings nur ein Strohfeuer. Der Rüde weist nicht die entsprechende Potenz auf und ist vom häufigen Onanieren geschwächt. Bei der Hündin ist die Läufigkeit verlängert. Die Vagina weist bräunlich verklebte Ränder auf.

Bewegungsapparat:

Reizung der Knochenhaut mit Berührungsempfindlichkeit. Knochenschmerzen in der Nacht. Knocheneiterung, der Eiter ist dünn und übel riechend. Es finden sich eine zittrige Schwäche, Rückenschmerzen und plötzliches Nachgeben der Gelenke.

Haut:

Meistens haben diese Hunde immer ein schönes Fell, selbst im Alter. Bei Problemen kann es zu juckender, schorfiger, aufspringender, sich schälender und brennender Haut kommen, ebenso zur Bildung von Pickeln, Bläschen und Papeln. Selbst kleinste Wunden bluten stark, heilen ab und brechen dann wieder auf. Es kann zu dauerndem Belecken der Vorderpfoten kommen, dies ist ein Zeichen für eine Erkrankung der Leber.

Modalitäten:

Besser im Freien, durch Wärme, in der Dunkelheit, beim Liegen auf der rechten Seite, beschwerdefrei in der zweiten Nachthälfte. Schlechter bei Gewitter, bei Berührung, durch Anstrengung, bei Wetterwechsel.

Antidot:

Apis, Camphora, Coffea, Nux vomica, Sepia
Weder vorher noch nachher sollten Causticum, Iod oder Iodverbindungen wegen Unverträglichkeit gegeben werden.

PLATINUM

Platin gehört zu den Schwermetallen.

Gemüt/Verhalten:

Durch ihre charakteristischen Verhaltensstörungen fallen diese Tiere auf. Auch auf sexuellem Gebiet sind diese Störungen oft zu finden. Es handelt sich um sehr hochmütige, stolze Hunde, die überheblich erscheinen. Häufig sind es auffallend schöne und gut gebaute Tiere, die sehr vornehm und edel wirken. Platinum ist eher ein Mittel der Hündinnen, aber auch bei Rüden, nach einer Kastration, findet es Verwendung. Diese Hunde sind arrogant und machen einen unnahbaren, reservierten Eindruck. Dabei können sie sich äußerst dominant verhalten. Artgenossen gegenüber sind sie oft aggressiv und verteidigen ihr Revier. Kleinrassige Hunde sind sehr unerschrocken im Verhalten gegenüber größeren Artgenossen. Ihr Verhalten könnte man fast an Größenwahn grenzend bezeichnen. Der Stimmungswechsel reicht von Apathie bis zu größter Heftigkeit und wechselt oft sehr plötzlich. Wegen ihrer Herrschsucht haben diese Hunde große Probleme, sich unterzuordnen. Sie gehorchen ihrem Besitzer in der Regel nicht. Es besteht eine große Berührungsempfindlichkeit und sie sind unberechenbar in ihren Reaktionen. Zu diesem wechselhaften Typ gehören Launenhaftigkeit, Überreiztheit, Wut gefolgt von abrupter Apathie. Mitunter sind sie aber auch schreckhaft

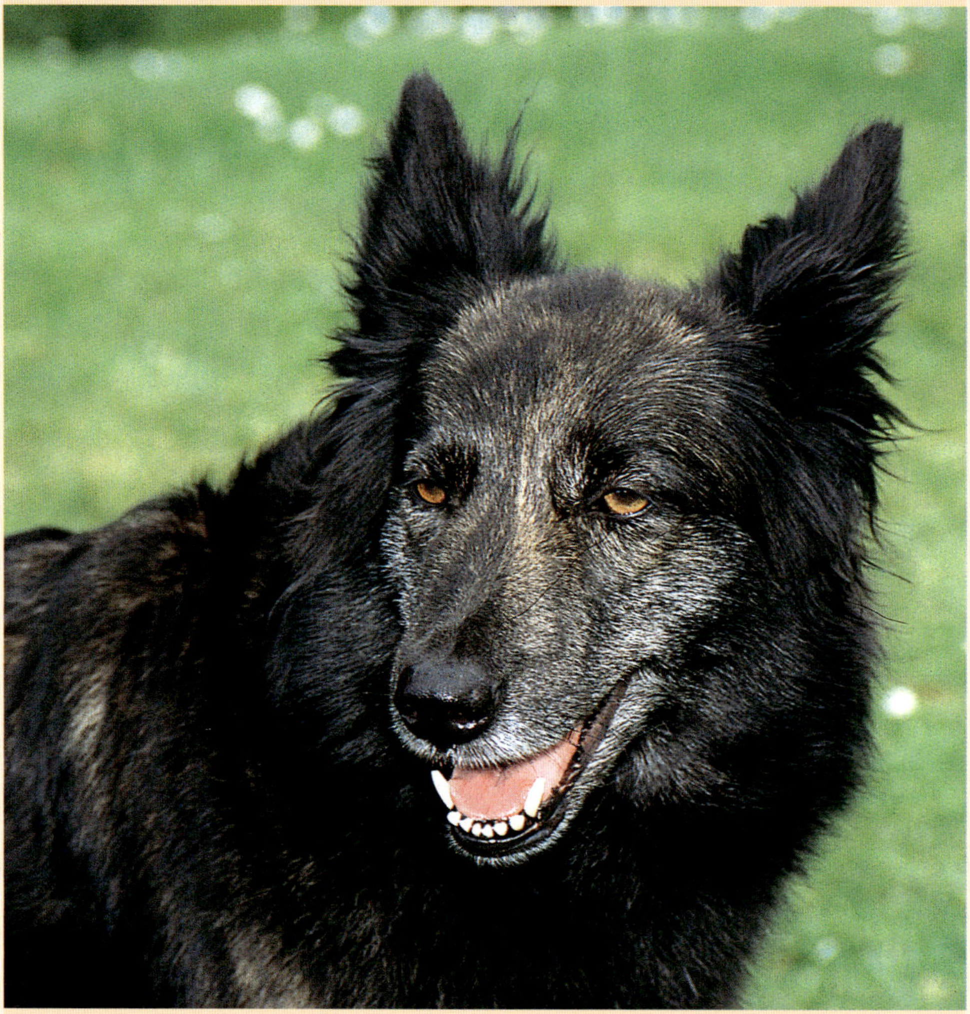

Platinum-Hunde erscheinen häufig überheblich und stolz.
Foto: Lehari

und ängstlich. Außerdem besitzen sie oft eine ausgeprägte Eifersucht und eine zänkische Veranlagung.

Kopf:

Im Augenbereich findet sich ein Liderzucken.

Verdauungsorgane:

Hier finden sich Blähsucht und eine Neigung zu Koliken. Es kommt zu häufigem Stuhldrang. Der Absatz ist aber wenig und lehmfarben oder er bleibt am Rektum wie weicher Lehm kleben. Dieser Hund verspürt häufig Hunger, gleichzeitig besteht oft eine Verstopfung.

Harn- und Geschlechtsorgane:

Hypersexuelles Verhalten beider Geschlechter. Bei Rüden zeigt sich jedoch schnell, dass dahinter mehr Schein als Sein steckt. Frühzeitig sexuell aktiv, stellen sie nicht nur dem weiblichen Geschlecht hinterher. Auch Gegenstände oder Personen werden in dieses Verhalten einbezogen. Bei Hündinnen zeigt sich ein verkürz-

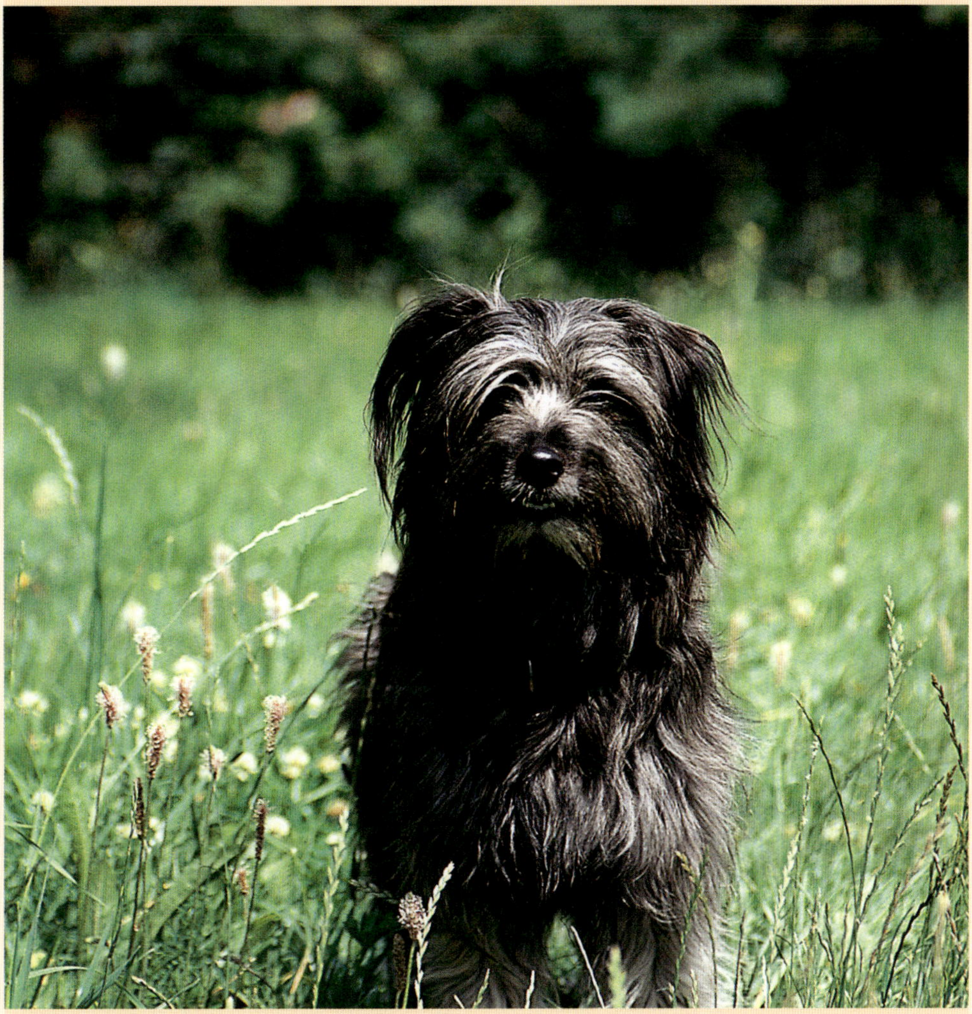

Kleinrassige Platinum-Hunde sind unerschrocken und können sehr dominant sein. Foto: Lehari

ter Zyklus. Die Läufigkeit tritt zu früh, zu lang und zu stark auf. Platinum-Damen werden mehrmals pro Jahr läufig. Sie signalisieren Deckungsbereitschaft, lassen den Deckakt wegen der Überempfindlichkeit der Genitalien jedoch nicht zu. Häufig findet man Zysten an den Eierstöcken oder andere Erkrankungen in diesem Gebiet, besonders auf der rechten Seite. Auch Krämpfe und Verhärtungen der Gebärmutter sind zu beobachten.

Bewegungsapparat:

Die Schmerzen nehmen zu und ab und hinterlassen ein Taubheitsgefühl. Auch das Gefühl des Ameisenlaufens ist hier zu finden.

Modalitäten:

Besser beim Gehen. Schlechter im Stehen.

Antidot:

Pulsatilla

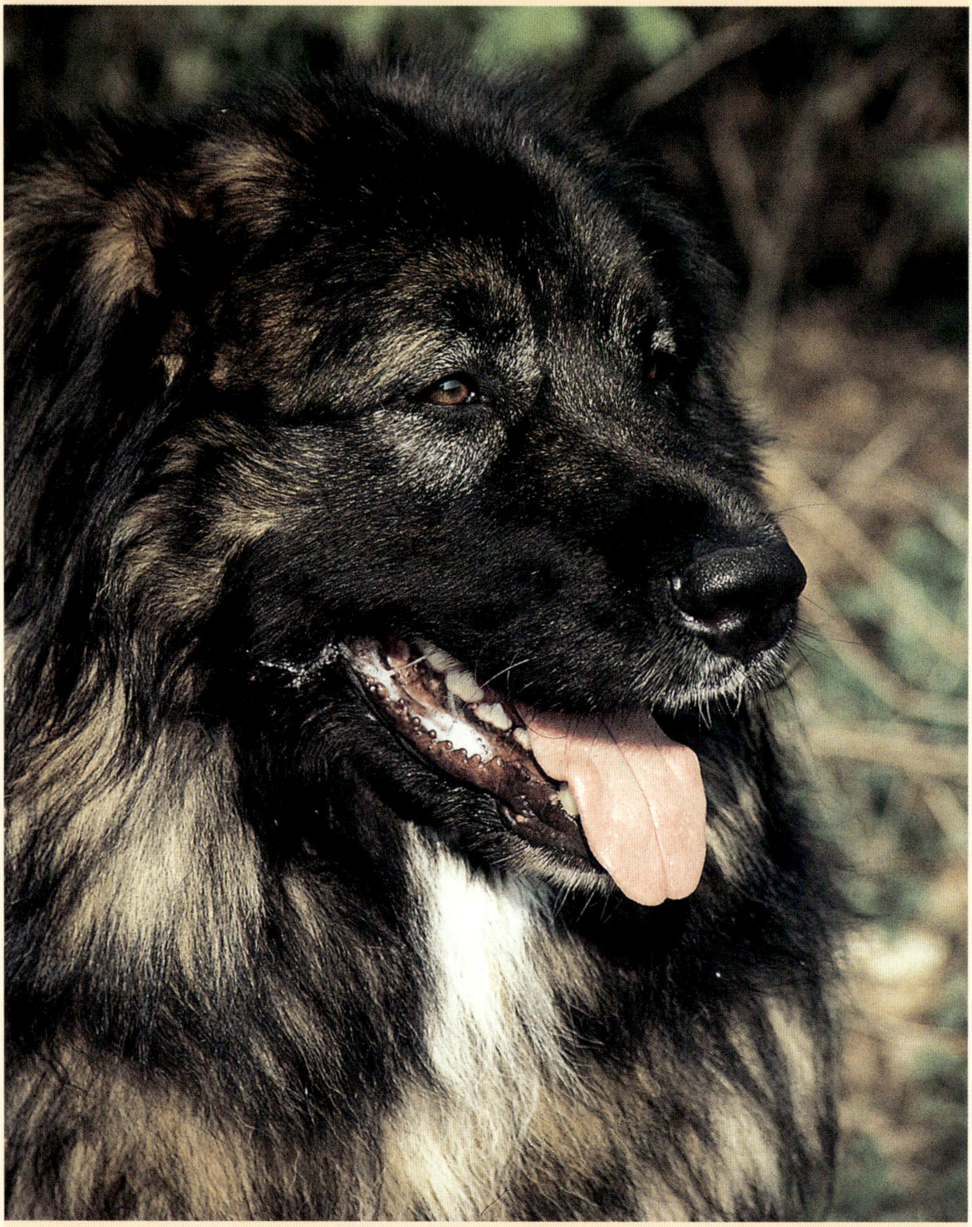

Plumbum-Hunde sind die geborenen Führer und können sehr aggressiv werden. Foto: Lehari

PLUMBUM

Blei gehört zu den Schwermetallen und kommt in Spuren überall vor. Es ist bis einschließlich D3 verschreibungspflichtig.

Gemüt/Verhalten:

Dieser Hund entwickelt eine extreme Führerqualität. Er macht das, was er sich gerade einbildet, und sein Verhalten wirkt halsstarrig. Auf eine depressive Phase folgt manchmal ein regelrechter Aggressionsschub, dieser kann bis zur Selbstzerstörung reichen. Diese Aggression kann sich gegen bestimmte Tiere oder Menschen richten, die er im Extremfall auch töten würde. Gleichzeitig sucht dieses Tier die Nähe eines Freundes, findet Zutrauen zu einer bestimmten Person. Er mag nicht gestreichelt werden, viel mehr verlangt es ihm nach einer festen Abreibung. Mitunter nehmen diese Hunde merkwürdige Schlafpositionen ein, sie zeigen dabei die seltsamsten Verrenkungen. Zusammenfassend könnte man sein Verhalten als ängstlich, depressiv, gedrückt bezeichnen.

Kopf:

Der Ausdruck „Bleischwere" passt gut hierher, denn der Kopf wird meist gesenkt gehalten. Gelbe Lederhaut des Auges und Lidkrämpfe mit Ödemen. Es kommt zu Entzündungen der Mundschleimhaut und süßlichem Mundgeruch. Die Ohr- und Unterzungendrüse ist geschwollen.

Atmungsorgane:

Krampfartiger Husten mit Schwierigkeiten beim Atmen.

Herz:

Herzklopfen beim Liegen auf der linken Seite.

Verdauungsorgane:

Es kommt zu Verstopfungen und Koliken. Der Kot ist dunkel, knollig und bleibt oft stecken. Der Stuhlgang ist mit erheblichen Schmerzen verbunden und es kann zu einem Afterkrampf kommen. Ferner finden sich Krämpfe der Bauchorgane mit einer Ausdehnung auf die Geschlechtsorgane und die Harnblase.

Harn- und Geschlechtsorgane:

Blasenkrämpfe mit verringerter Harnmenge. Diese kann bis zum Ausbleiben des Harnabsatzes führen und bis zu 24 Stunden anhalten. Dunkler Harn zeigt ein hohes spezifisches Gewicht (durch Teststreifen feststellbar). Es besteht eine Neigung zu chronischer Nierenentzündung. Bei Rüden können Entzündungen der Hoden auftreten. Bei Hündinnen zeigen sich Zyklusanomalien, Schmerzen der Milchdrüse und Totgeburten.

Bewegungsapparat:

Die Extremitäten fühlen sich kalt an aufgrund einer Blutleere der Glieder durch Gefäßverengung. Es kommt zum Zittern und gleichzeitiger Muskelschwäche, auch zu Muskelkrämpfen und einer Neigung zu Muskelatrophie. Dabei können auch nur bestimmte Muskelgruppen betroffen sein, die Atrophie dieser Gruppe sticht jedoch besonders hervor.

Haut:

Wirkt unelastisch und welk. Es besteht eine Neigung zu Haarausfall und Seborrhö.

Modalitäten:

Besser durch feste Berührung, Liegen auf dem Bauch, Zusammenkrümmen, Ausstrecken der Glieder.

Verschlechterung durch Bewegung, leichte Berührung, in der Nacht.

Antidot:

keine

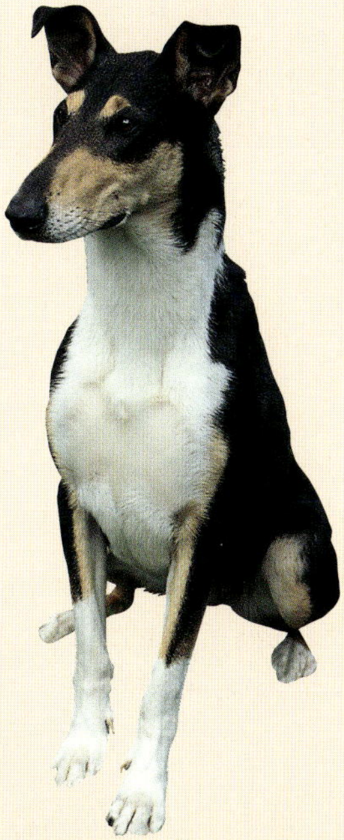

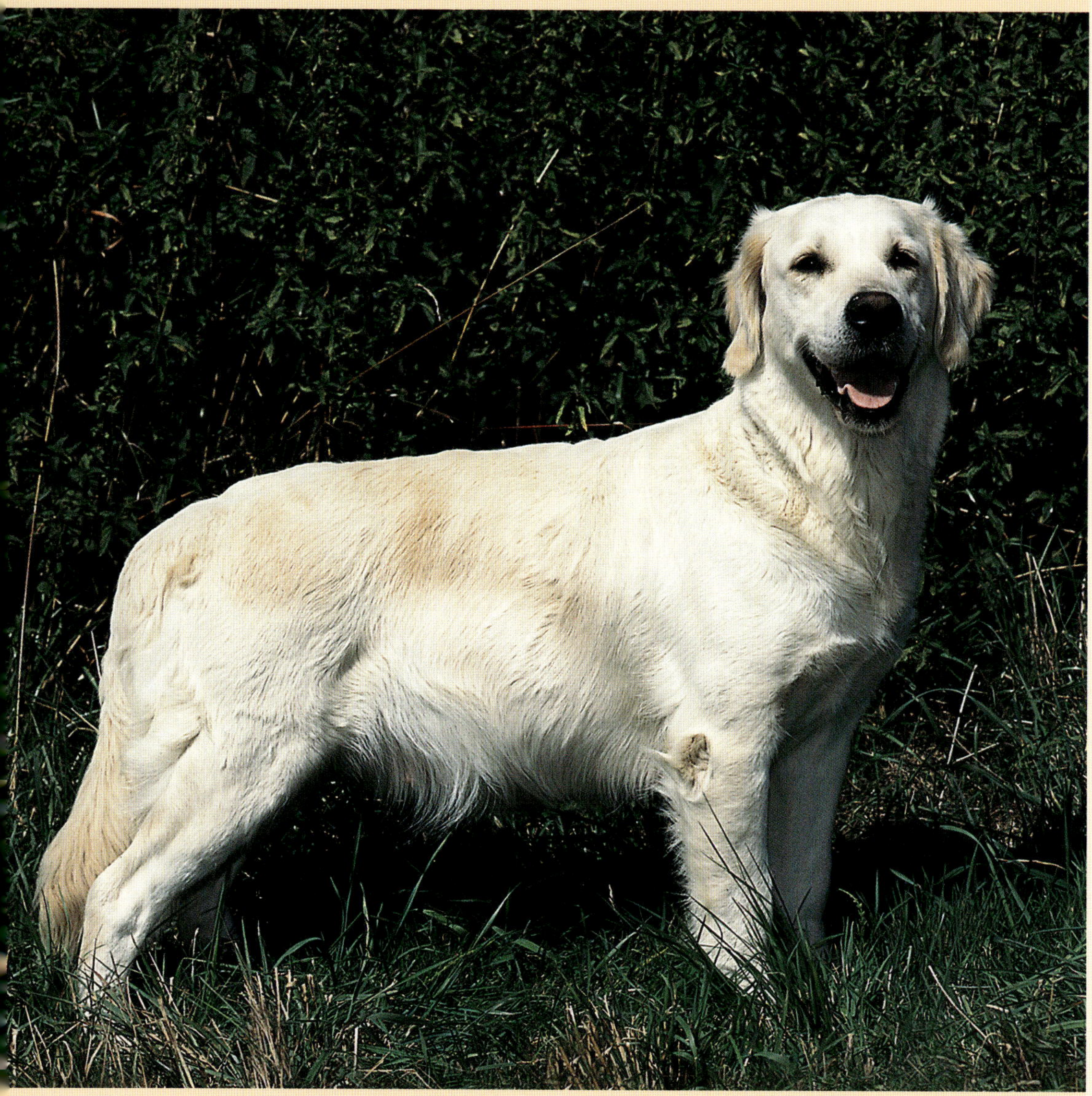

Pulsatilla-Hündinnen sind freundlich und sanft.
Foto: Widmann

PULSATILLA

Die Küchenschelle, auch Wiesenkuhschelle genannt, gehört zur Familie der Hahnenfußgewächse. Verwendung findet die frische, ganze Pflanze zur Blütezeit.

Verschreibungspflichtig bis einschließlich D3.

Gemüt/Verhalten:

Hierbei handelt es sich um ein vorwiegend weibliches Mittel. Die Hündin ist freundlich, nachgiebig, sanft, unterwürfig und unentschlossen. Das Fell ist immer fein und weich, eher hellhäutige Hunde. Der Körperbau zeigt weiche Rundungen und wirkt harmonisch. Pulsatilla-

Hunde sind ruhig und arbeitswillig. Jedoch jammern und weinen sie fast über und um alles. Stimmungsschwankungen sowie Launenhaftigkeit und Eifersucht finden sich bei dieser Hündin. Sie ist dankbar für Trost, liebt Streicheleinheiten und hat eine Sehnsucht nach Sympathie. Die Dame neigt zur Übertreibung bei Erkrankungen, lässt sich jedoch auch im Schmerz ablenken. Manchmal kann sie aber auch recht nachtragend sein. Allein sein mag sie gar nicht. Es wird die ganze Zeit gewinselt und geheult, eventuell auch die Wohnungseinrichtung zerstört. Allein aus Protest werden diese Hunde manchmal nicht stubenrein. Aufmerksamkeit und Streicheleinheiten werden selbstbewusst und recht vehement eingefordert. Natürlich wird Wert auf die allerbesten Plätze im Haus gelegt. Je nach Bedarf dürfen diese mal weich, mal hart, mal warm oder kühl sein. So wechselhaft dieser Hund auch erscheinen mag, er ist eine anhängliche Seele.

Kopf:

Die Augenlider sind morgens verklebt und es kann zu eitrigem Ausfluss kommen. Ohrenschmerzen bessern sich im Freien und verschlechtern sich in warmen Räumen. Das äußere Ohr ist rot und geschwollen. Es kommt zu dicken, aber milden Absonderungen, die nicht gut riechen. Der Mund ist trocken und die Lippen werden immer geleckt. Die Zunge kann weiß oder gelblich sein und zähen Schleim aufweisen.

Atmungsorgane:

Verstopfungen finden sich meistens im rechten Nasenloch. Chronischer Ausfluss von Nasensekret. Dieser ist reichlich, dick, grünlich gelb und zäh. Trockener Husten, morgens mit lockerem und schleimigem Auswurf. Der Hund muss sich beim Husten zur Erleichterung aufrichten. Es kommt zu Heiserkeit und immer wiederkehrenden Katarrhen.

Verdauungsorgane:

Fette Speisen werden nicht vertragen und können zu Übelkeit und Brechdurchfall führen. Butter wird abgelehnt. Auch kommt es zu Übelkeit nach gefrorenen, kalten Speisen, zum Beispiel nach Schneefressen. Das Erbrechen erfolgt lange nach der Nahrungsaufnahme oder nach Überladung. Auch warme Getränke werden erbrochen, während kalte behalten werden. Das Erbrechen endet erst bei leerem Magen. Der Bauch ist aufgetrieben und reagiert empfindlich auf Druck. Der Stuhlgang erfolgt mehrmals täglich, jedoch gleicht keiner dem anderen.

Harn- und Geschlechtsorgane:

Die Harnröhre brennt beim Wasserlassen und es kann zu Harnabgang beim Husten kommen. Nach dem Urinieren können Krämpfe auftreten. Die Sekrete sind milchig. Immer wiederkehrende Erkrankungen des Harnapparates. Nach Unterkühlung kann es zur Reizblase mit anhaltendem Harndrang kommen. Der Urin ist wasserhell bis hellbraun. Bei Rüden kann es zu Absonderungen der Harnröhre und an der Vorhaut kommen. Diese sind dicklich und gelb, reizen aber nicht. Bei der Hündin tritt die Läufigkeit relativ spät auf, ist nicht sonderlich ausgeprägt oder entfällt ganz. Da sie sich nicht gerne decken lässt, wirkt sie auf das männliche Geschlecht nicht sonderlich attraktiv. Schon bei der ersten Läufigkeit kann ein eitriger Ausfluss entstehen. Bei der Scheinschwangerschaft tritt eine starke Milchbildung auf. Die Hündin ist trotzdem sehr träge und schläft fast den ganzen Tag. Sie trinkt und frisst nicht viel. Es treten starke Stimmungsschwankungen auf, diese reichen von depressiven Zuständen bis hin zu Gereiztheit.

Bewegungsapparat:
Es finden sich rasch wandernde Gliederschmerzen, bevorzugt auf der rechten Seite. Zu Beginn der Bewegung zeigt sich eine Verschlechterung. Fortgesetzte Bewegung bessert, zu lange verschlechtert wieder. Auch kann es zu Rheumatismus kommen.

Haut:
Das Haarkleid ist trocken, es besteht Juckreiz. Ausdünnung durch Haarausfall, besonders an den äußeren Gesäßbacken, an den Flanken, am Rücken und den Schenkelinnenseiten. Vor der Läufigkeit sind die Hautbeschwerden schlechter, während einer Scheinträchtigkeit noch schlimmer. Nach einer Totalentfernung der Gebärmutter können Ekzeme auftreten.

Modalitäten:
Besser an der frischen Luft, im Freien. Schlechter in geschlossenen Räumen, gegen Abend, nach dem Essen, durch fette Nahrung.

Antidot:
Aconitum, Belladonna, Chamomilla, Coffea, Ignatia, Nux vomica, Stannum

SEPIA

Der Tintenfisch gehört zu den Weichtieren und ist somit gar kein Fisch. Verwendung findet die getrocknete schwarzbraune Flüssigkeit aus dem Tintenbeutel von *Sepia officinalis*.

Gemüt/Verhalten:
Dieses Arzneimittelbild trifft man vor allem bei Hündinnen an. Was nicht ausschließt, dass es auch Sepia-Rüden gibt. Diese Hunde sind gerne allein, sondern sich ab. Sie lieben es nicht gerade, angefasst zu werden. Sich selbst und andere Tiere belecken sie nicht. Dadurch wirken sie ziemlich ungepflegt, vor allem der Brustbereich ist schmutzig. Menschen und Artgenossen gegenüber verhalten sie sich eher unfreundlich. Sie sind reizbar und aggressiv. Kleine Kinder und kleine Hunde mögen sie nicht, deshalb sollte man sie nie unbeaufsichtigt zusammenlassen. Eine auffallende Gleichgültigkeit gegenüber dem Besitzer ist zu beobachten. Sie sind eigensinnig und vertragen keinen Widerspruch. Ihren Welpen gegenüber wirken sie distanziert. Diese Hunde ermüden rasch, zeigen Unlust, eine geforderte Leistung zu erbringen, und haben keine Ausdauer. Sie sind sehr berührungsempfindlich, Druck am Hals vertragen sie überhaupt nicht. Meistens handelt es sich um große und schlanke Hunde. Eher dunkelhäutig mit unharmonischem Körperbau. Häufig haben diese Tiere ein schmales Becken und einen Hängebauch. Letzteres beruht auf einem Elastizitätsmangel des Bindegewebes, alles hängt schlaff am Knochengerüst. Zu finden sind dunkle Pigmentflecken auf der Haut und auf den Schleimhäuten.

Kopf:
Die Augen zeigen morgens schleimige Absonderungen und abends Trockenheit. In den Mundwinkeln finden sich Risse. Die Zunge ist blass und schlaff mit Zahnabdrücken.

Atmungsorgane:
Nasenkatarrh sowie ein trockener und erschöpfender Husten.

Herz:
Durch eine verlangsamte Blutzirkulation kann es zu venösen Stauungen in allen Organen kommen.

Verdauungsorgane:
Dieser Hund frisst oft, aber immer wenig. Es kann zu einem gestörten Fressverhalten kommen schon durch bloßen Anblick oder Geruch. Es wird

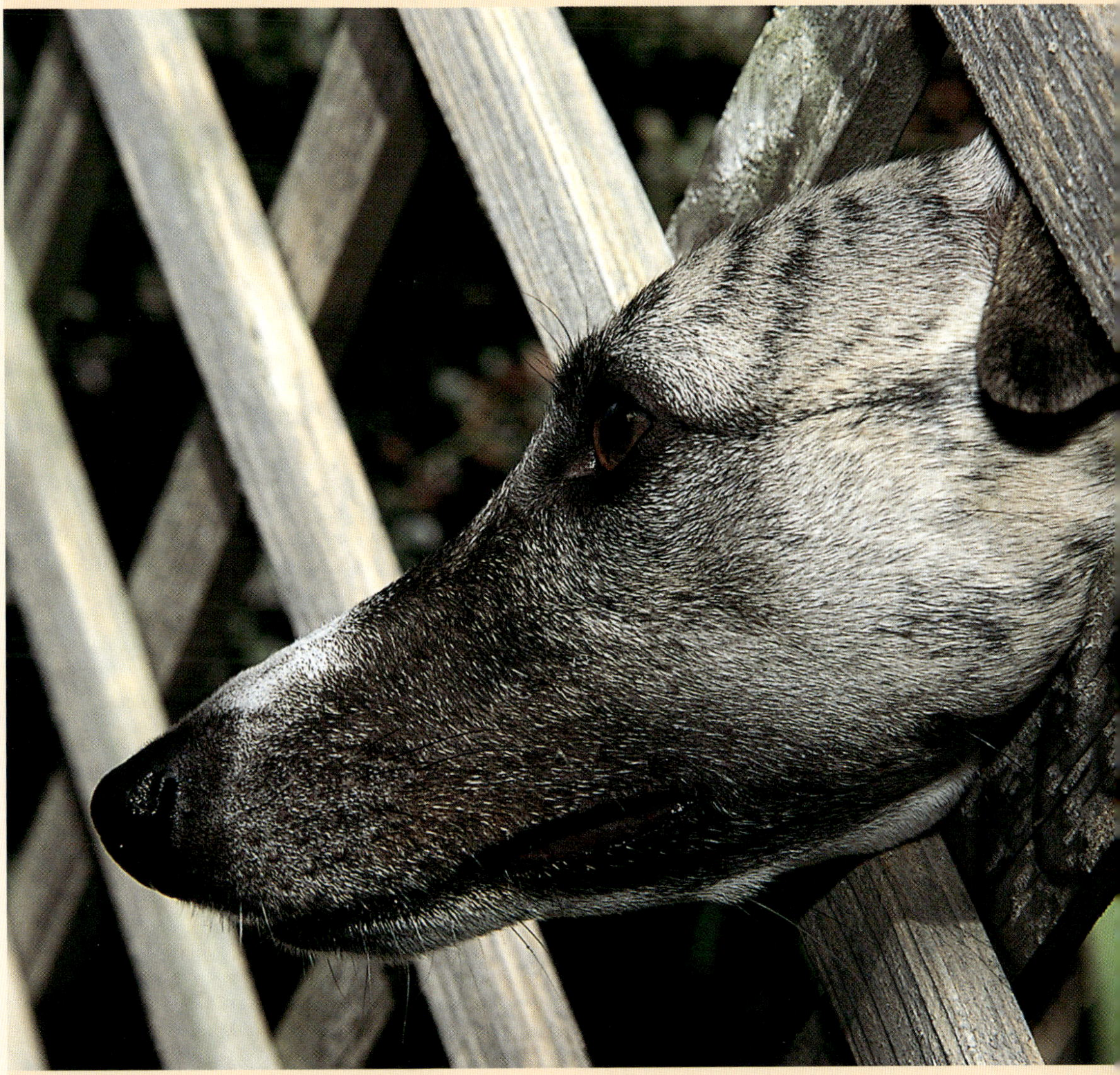

Sepia-Hunde sondern sich gerne ab.
Foto: Widmann

ein Hungergefühl gezeigt, Fleisch wird nicht gefressen. Der Kotabsatz erfolgt unter starkem Pressen, völlig unabhängig von der Konsistenz des Stuhlganges. Es besteht Juckreiz am Rektum. Da dieses durch Kraftlosigkeit gekennzeichnet ist, kann es zu dessen Vorfall kommen. Es herrscht ein Schwächegefühl in der Magengrube, für uns erkennbar durch tiefes Atemholen und Seufzen.

Harn- und Geschlechtsorgane:
Es kommt zu häufigem Urinieren und einem ständigen Druck auf der Blase. Bei Rüden dünnes, wässriges Ejakulat. Schmerzloser Ausfluss weniger Tropfen gelblichen Sekrets können auftreten. Bei der Hündin ist die Vaginalwand sehr schlaff, dadurch kann es zu Uterus- und Vaginalvorfall kommen. Typisch für dieses Arzneimittel-

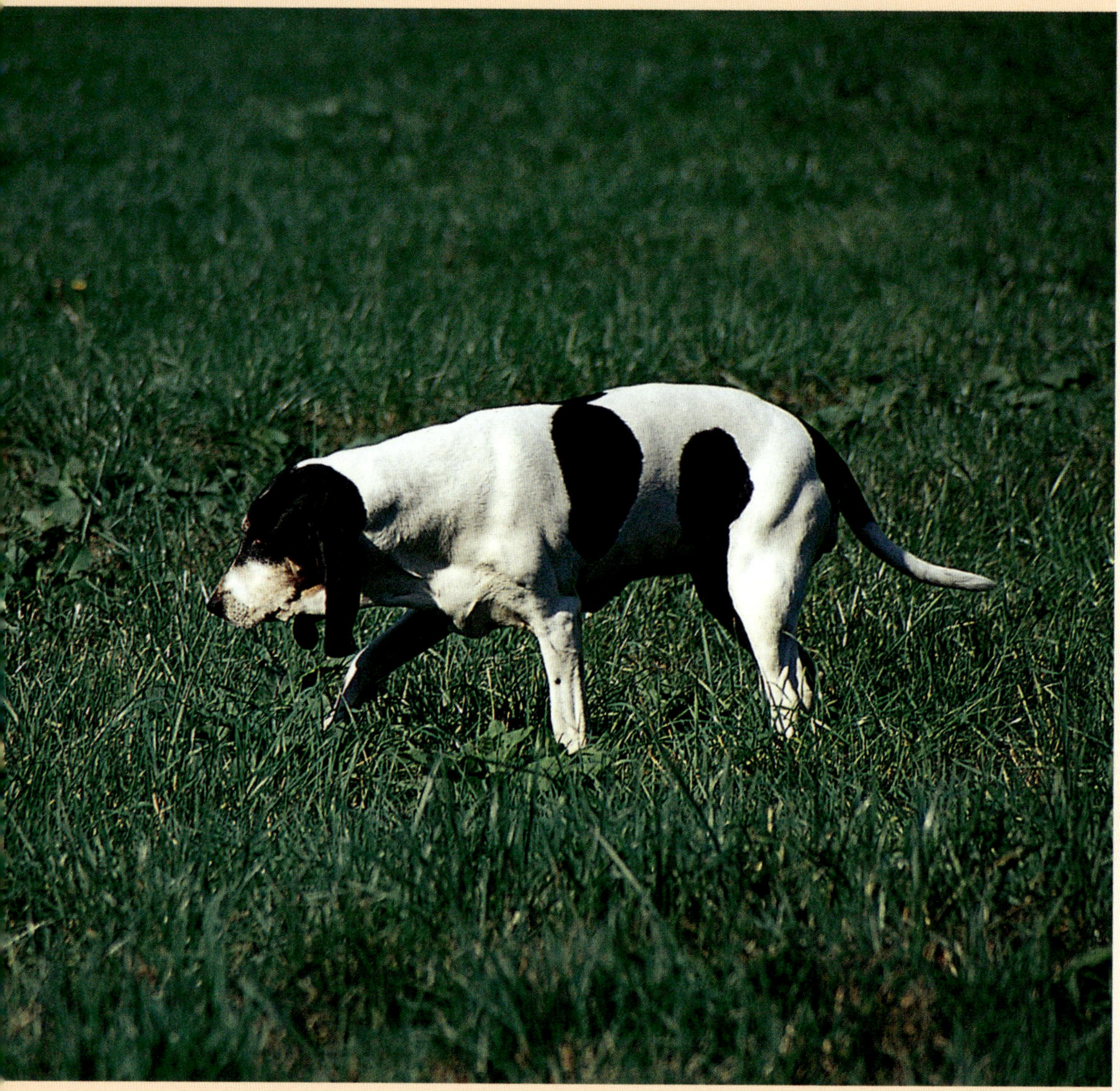

Mangelnde Elastizität des Bindegewebes kann bei Sepia-Hunden vorkommen. Foto: Lehari

bild ist die Deckunlust. Es finden sich auch chronische Gebärmutterentzündungen, der Ausfluss ist rotbraun. Die Läufigkeit ist vermindert.

Bewegungsapparat:

Es treten Schmerzen im lumbosakralen Bereich auf mit wechselnden Lahmheiten. In der Bewegung bessert sich der Schmerz. Die Extremitäten sind mal kalt und mal heiß.

Haut:

An verschiedenen Körperteilen kann es zu Juckreiz kommen wie an den Gelenkbeugen und zwischen den Zehen. Das Kratzen bringt keine Besserung und das Jucken kann in ein Brennen übergehen. Es besteht eine Neigung zu übel riechenden Ausdünstungen. Die Haut ist pergamentartig und verdickt. Eine Störung der Nebenniere ist Grund für Pigmentveränderungen. Dies können Pigmentflecken sowie Pigmentstörungen am Nasenspiegel sein.

Modalitäten:

Besserung durch frische Luft, Wärmeanwendung, Bewegung. Verschlimmerung durch Kälte, Trost, Zugluft, vor einem Gewitter, zu Beginn der Bewegung, in Räumen.

Antidot:

Lachesis, Pulsatilla

Silicea

Der Bergkristall (Kieselerde/Kieselsäure) ist die reinste Art des Quarzes. Die Ursubstanz wird aus fein zerriebenen Bergkristallen gewonnen.

Gemüt/Verhalten:

Dieser Hund ist nachgiebig und ängstlich. Sein mangelndes Selbstvertrauen zeigt sich durch seine Unentschlossenheit. Konflikten weicht er nach Möglichkeit aus, Angreifern unterwirft er sich sofort. Dieser Hund mag keinen Trost, er will nicht angesprochen werden. Er ist schnell ermüdet und schläft den ganzen Tag. Silicea-Hunde sind empfindlich bei Berührung und schreckhaft. Jedes Geräusch lässt sie hochschrecken. Sie fürchten sich vor Untersuchungen. Vor lauter Angst schwitzen sie an den Ballen und hinterlassen auf dem Untersuchungstisch feuchte Abdrücke. Der Kopf ist groß, der Bauch aufgetrieben. Sie sind mager, schlaksig, haben schlaffe Muskeln und wirken zurückgeblieben. Bei einer normalen Entwicklung zeigen sie plötzlich starke Abmagerung. Das Fell ist rau und trocken, die Krallen sind missgebildet.

Kopf:

An den Augen kommt es zu Entzündungen der Lider und der Schleimhaut mit eitrig-schleimigen Sekreten. Eine entzündliche Verklebung des Tränen-Nasen-Kanals löst eine Anschwellung der Tränensäcke aus. An den Ohrrändern zeigen sich weißliche Ablagerungen und Schuppen. Ohrenausfluss besteht meist schon längere Zeit mit dünnen, übel riechenden und ätzenden Sekreten.

Atmungsorgane:

Die Nasenhöhlen können vereitert sein und es finden sich Krusten an den Nasengängen. Stock- oder Fließschnupfen zeigt eine wässrige Absonderung. Auswurf ist schleimig, eitrig und übel riechend. Durch schwache Abwehrkräfte kommt es im Atmungstrakt zu einer hohen Infektanfälligkeit.

Verdauungsorgane:

Es kann zu Schluckbeschwerden aufgrund geschwollener Lymphdrüsen im Hals kommen. Es besteht Widerwille gegen gekochtes, warmes Futter. Der Bauch ist aufgetrieben und man hört ein Rumpeln und Kollern. Der Kot hat eine ständig wechselnde Farbe und Konsistenz (wie Pulsatilla, nur hilft dieses Mittel nicht). Verstopfung zeigt sich durch vergeblichen Stuhldrang. Bei teilweise ausgeschiedenem Kot rutscht dieser immer wieder zurück.

Harn- und Geschlechtsorgane:

Die Harnmenge ist erhöht. Der Urin ist sehr intensiv im Geruch und wird schnell trübe. Der Absatz kann schmerzhaft sein. Im Bereich der Geschlechtsorgane findet sich ein wässriger und wund machender Ausfluss. Die Zitzen sind empfindlich bei Berührung und trichterförmig eingezogen, auch bei Rüden.

Bewegungsapparat:

Die Beine sind eiskalt. Ekzeme sind zwischen den Zehen zu finden. Dieser Hund zeigt einen Bandscheibenschaden im Halsbereich und hoppelt wie ein Hase. Wucherungen im Bindegewebsbereich führen zu Neuralgien. Bei der HD hat das Hüftge-

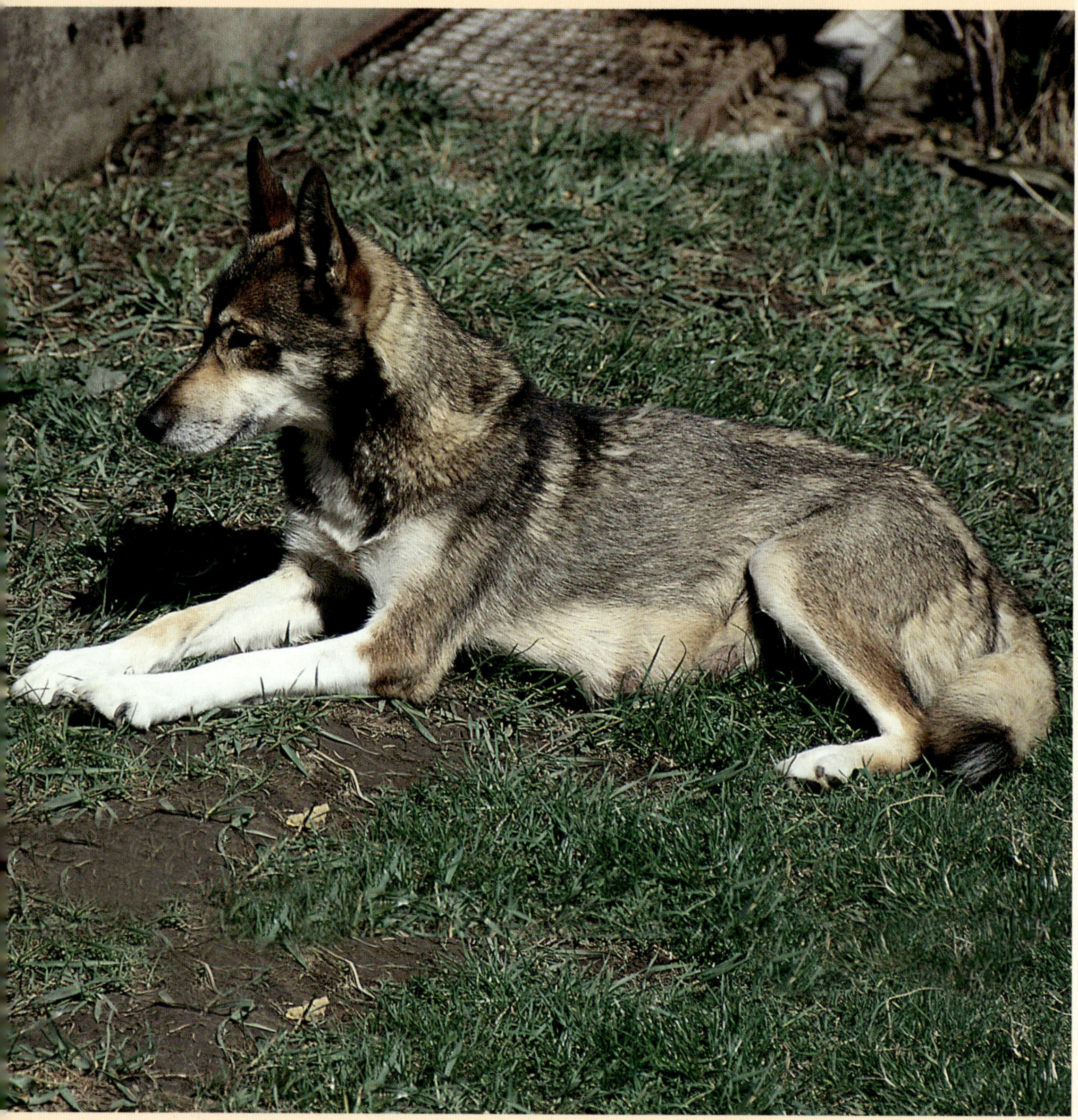

Silicea-Hunde haben mangelndes Selbstvertrauen und sind schnell ermüdet. Foto: Lehari

lenk zu viel Spiel, die Gelenkpfanne ist zu flach und man fühlt das Gelenk herausgleiten. Es können Überbeine, Knochenauftreibungen und Knochenschmerzen auftreten. Die Schmerzen werden durch Bewegung besser. Die Gliedmaßen schlafen ein, wenn der Hund darauf liegt.

Haut:

Das Fell ist trocken und rau. Unter dem längeren Haar kommt es zu Juckreiz. Hautwunden heilen schlecht, selbst kleinste Wunden nicht. Es finden sich chronische Entzündungen, Eiterungen und Fistelbildungen. Hautstellen eitern ständig, der

Hund beleckt und beknabbert sie immer. Es treten häufige Entzündungen der Analdrüsen auf. Das Sekret ist eher dünn, stinkend, wässrig und eitrig. Die Krallen sind missgebildet.

Modalitäten:

Besser durch Wärme.

Schlechter durch Kälte, Liegen.

Antidot:

Camphora, Hepar sulfuris, Mercurius

SULFUR

Schwefel gehört zu den Mengenelementen und ist in vielen Mineralien gebunden. Gewonnen wird der reine Schwefel – auch Schwefelblume genannt – durch Herausschmelzen aus dem begleitenden Gestein. Verwendet wird das feine, gelbe Pulver.

Gemüt/Verhalten:

Dieser Hund ist widersetzlich und unleidlich. Es besteht eine auffallende Wasserscheu, dieser Typ hasst es, gebadet oder gewaschen zu werden. Ihm ist alles zu warm, deswegen hat er ein großes Verlangen nach frischer Luft. Einen Sulfur-Hund erkennt man an seiner extremen Faulheit. Wenn es um das Vergnügen geht, dann gerät er allerdings auf Hochtouren. Dieses Arzneimittelbild lässt sich jedoch nicht so einfach nur einem bestimmten Typ zuordnen. Es gibt den dicken Sulfur-Hund, dieser ist recht lebhaft, unternehmungslustig, optimistisch und besitzt eine gute Vitalität. Der magere Sulfur-Hund ist sehr unruhig, dabei aber sehr faul. Er hat eine große Einbildungskraft, welche die Realität ersetzt. Man könnte ihn als egoistisch bezeichnen, denn weder seine Unordnung noch sein übler Körpergeruch stören ihn. Der sklerotische Typ ist pessimistisch und reizbar. Seine Aktivitäten sind langsamer und depressiver. Somit ist eine rein optische Zuordnung nicht ganz eindeutig möglich.

Kopf:

Die Augen zeigen brennende und geschwürige Lidränder. Es können Bindehautentzündungen und Glaskörpertrübungen auftreten. Es bestehen Juckreiz und brennender Schmerz, das Auge ist rot. Das Gehör besitzt eine übergroße Schärfe, später tritt Taubheit auf. Auch katarrhalische Ohrenentzündungen gehen mit Taubheit einher. Die Zunge ist weiß belegt mit roten Rändern. Die Lippen sind trocken, rot und brennen.

Atmungsorgane:

Heiserkeit tritt eher morgens als abends auf. Es kann zu Beengungsgefühl mit verminderter Atmung und Verlangen nach frischer Luft kommen. Der Husten ist feucht und mit grünlichem Auswurf.

Verdauungsorgane:

Eigentlich ist dieser Hund immer hungrig, steht nachts sogar auf, um zu fressen. Es kann aber durchaus auch Appetitlosigkeit auftreten. Dann wird wenig gefressen und viel getrunken. Es kommt zu Übelkeit und saurem oder fauligem Aufstoßen. Der Bauch ist von Gasen aufgetrieben. Typisch sind morgendliche Durchfälle zwischen fünf und sechs Uhr. Ursache ist eine Schleimhautreizung und erhöhte Peristaltik. Am Tag leidet dieser Hund jedoch eher an Verstopfung mit knolligem und hartem Stuhl. Der After ist rot und juckt.

Harn- und Geschlechtsorgane:

Häufiges Wasserlassen, der Urin ist eitrig-schleimig. Besonders nachts, vor Mitternacht, wird reichlich Harn abgesetzt. Dieser ist wechselhaft von dunkel, rot, blutig bis wasserhell mit Eiter. Bei Rüden kann es zu unfreiwilligem Samenerguss kommen. Auch Juckreiz am Hodensack kann beobachtet werden. Bei der Hündin zeigt

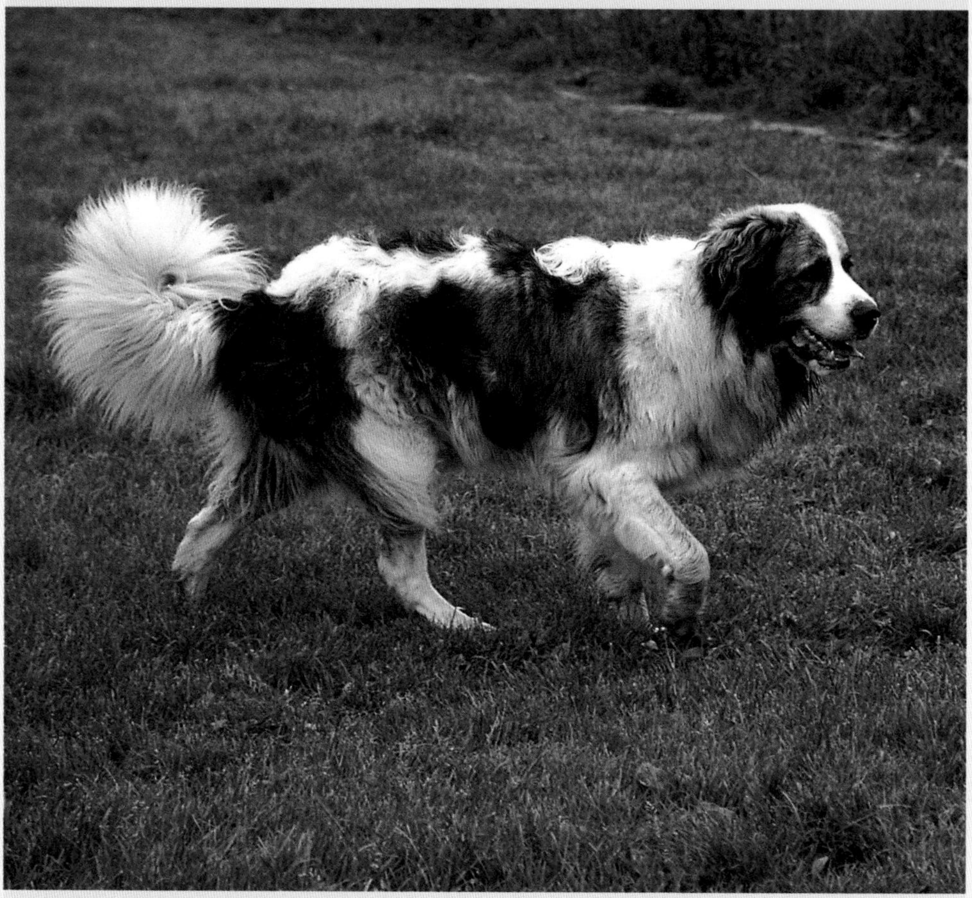

Sulfur-Hunde haben ein großes Verlangen nach frischer Luft und sind wasserscheu. Foto: Lehari

sich ein Juckreiz der äußeren Genitalien mit brennendem Schmerz. Der Weißfluss ist wund machend und ebenfalls brennend. Die Zitzen können rissig sein.

Bewegungsapparat:

Auch hier finden sich wieder Brennen sowie Zittern und Steifigkeit.

Haut:

Das Fell ist struppig und glanzlos, die Haut empfindlich und unrein. Sie wirkt verdickt, schrundig und zeigt Schuppenbildung. Ferner treten verschiedene Eiterungen, Ausschläge und Krustenbildung auf. Der Hund kratz sich wollüstig, dies bringt jedoch nur weiteres Jucken und Brennen. Das ganze Tier riecht nach typisch Hund. Die extreme Wasserscheu macht ein Bad sehr schwierig. Schafft man es trotzdem, den Hund zu waschen, so bleibt der Geruch unverändert.

Modalitäten:

Besserung durch trockenes, nicht zu warmes Wetter.

Verschlechterung durch Baden, Bewegung, Wärme, nachts.

Antidot:

Aconitum, Arsenicum, Camphora, Chamomilla, Pulsatilla, Sepia, Silicea, Thuja

Literatur

De Bairacli-Levy, Juliette:
Die Heilung kranker Hunde nach natürlichen Methoden
Albert Müller Verlag, 1965

De Bairacli-Levy, Juliette:
Die Aufzucht junger Hunde nach natürlichen Methoden
Albert Müller Verlag, 1974

Becvar, Wolfgang:
Naturheilkunde für Hunde
Kosmos Verlag, 1994

Dauborn, Sylvia:
Lehrbuch für Tierheilpraktiker
Johannes Sonntag Verlagsbuchhandlung, 2000

Hahnemann, Samuel:
Organon der Heilkunst
6. Auflage nach der Ausgabe von Richard Haehl, 1921

Loeffler, Klaus:
Anatomie und Physiologie der Haustiere
9. Auflage, Ulmer Verlag, 1994

Millemann, Jacques:
Materia Medica der homöopathischen Veterinärmedizin
Sonntag Verlag in MSV, 2002

Petzinger, Ernst/Ziegler, Kornelia:
Homöopathie in der Veterinärmedizin
Verlag der Ferberschen Universitätsbuchhandlung, 1995

Rugaas, Turid: Calming Signals –
Die Beschwichtigungssignale der Hunde
Animal Learn Verlag, 2001

Stein, Petra:
Naturheilpraxis Hunde
Gräfe und Unzer Verlag, 1996

Stein, Petra:
Symptomenverzeichnis zur homöopathischen Therapie des Hundes
Natura Med Verlagsgesellschaft mbH, 1997

Steingasser, Hans Martin:
Homöopathische Materia Medica für Veterinärmediziner
2. Auflage, Verlag Wilhelm Maudrich, 2001

Westerhuis, A. H.:
Homöopathie für Hunde
Knaur Verlagsanstalt, 1991

Wolff, Hans G.:
Unsere Hunde – gesund durch Homöopathie
13. Auflage, Johannes Sonntag Verlagsbuchhandlung, 2000

Van Zandvoort, Roger:
Complete Repertory
Similium-Verlag für homöopathische Literatur, 2000.

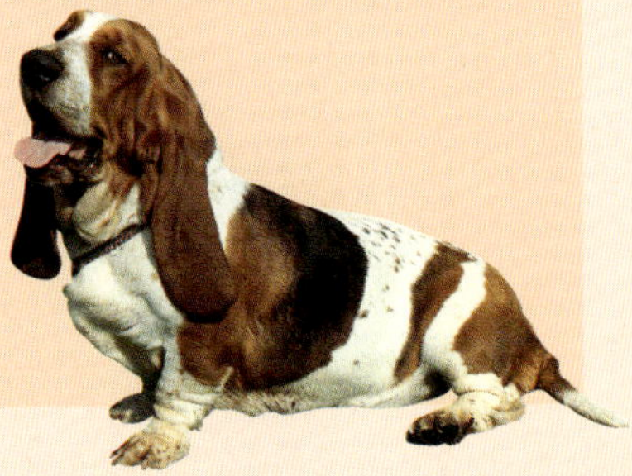

CADMOS HUNDEPRAXIS

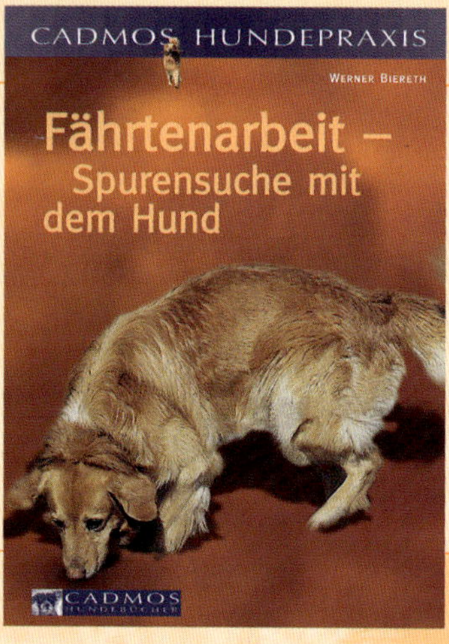

Werner Biereth

FÄHRTENARBEIT

Spurensuche mit dem Hund
80 Seiten, broschiert,
farbige Abbildungen
ISBN 3-86127-732-8
€ 10,00 · € (A) **10,30** · **SFR 18,40**

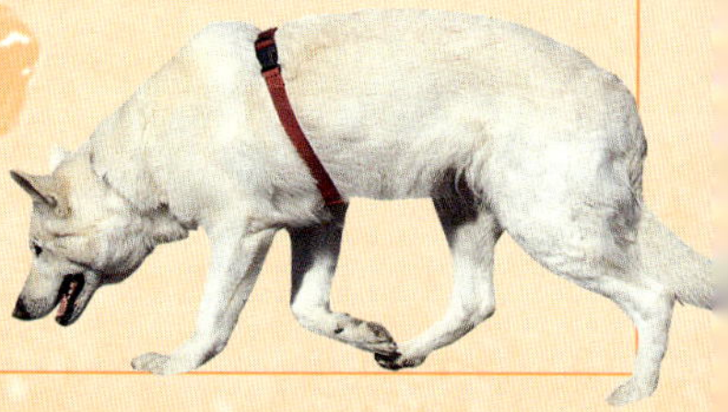

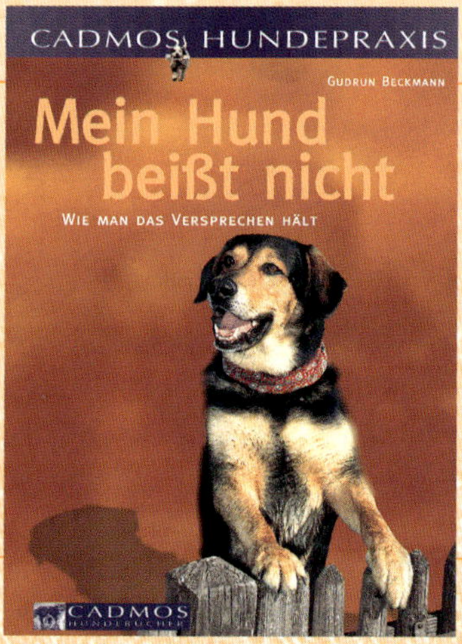

Gudrun Beckmann

MEIN HUND BEISST NICHT

Aggressivität ist immer eine Antwort
80 Seiten, broschiert,
farbige Abbildungen
ISBN 3-86127-730-1
€ 10,00 · € (A) **10,30** · **SFR 18,40**

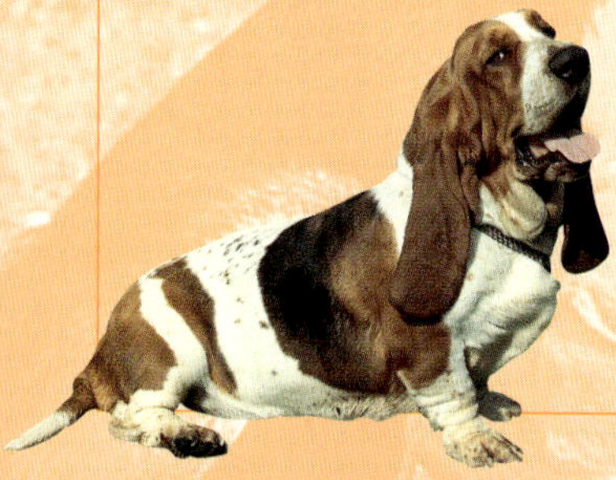

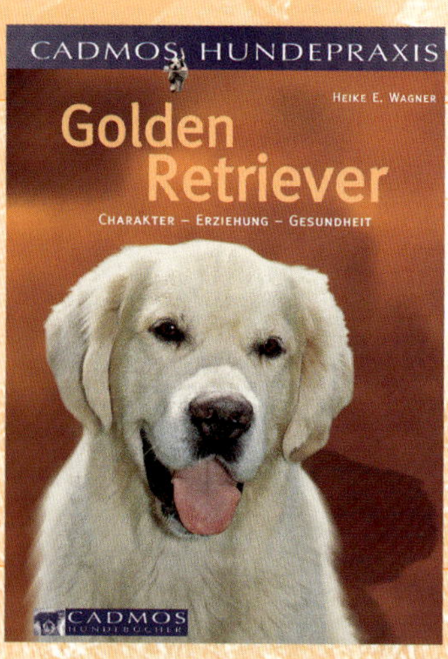

Heike E. Wagner

GOLDEN RETRIEVER

Familienhund mit Jagdpassion
80 Seiten, broschiert,
farbige Abbildungen
ISBN 3-86127-729-8
€ 10,00 · € (A) **10,30** · **SFR 18,40**

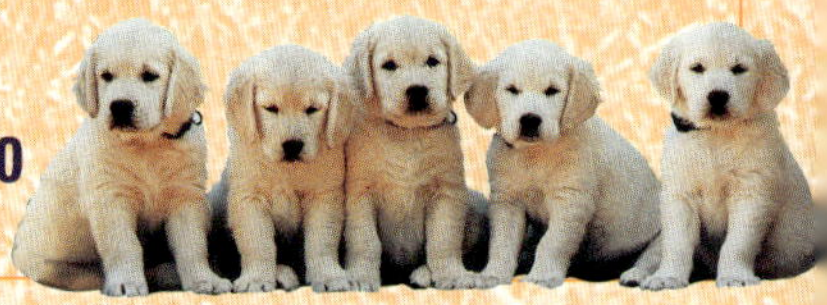

CADMOS HUNDEBÜCHER

Cadmos Verlag GmbH · Im Dorfe 11 · D-22946 Brunsbek
Tel. 04107 8517-0 · Fax 04107 851712
www.cadmos-hundepraxis.de · e-mail: info@cadmos.de